RÉFLEXIONS PRATIQUES

SUR

LES MALADIES

QU'ON OBSERVE

CHEZ LES EMPLOYÉS DES CHEMINS DE FER

PAR

LE Dr E. SOULÉ

Médecin en chef de la Compagnie des Chemins de fer du Midi,

Chirurgien honoraire de l'Hôtel-Dieu Saint-André et ancien chef interne du même hôpital,
Membre résidant de la Société Impériale de Médecine de Bordeaux,
Correspondant national de la Société de Chirurgie de Paris.

~~~~~~

Mémoire lu à la Société de Médecine de Bordeaux.

~~~~~~

BORDEAUX

IMPRIMERIE GÉNÉRALE D'ÉMILE CRUGY

rue et hôtel Saint-Siméon, 16.

1864

RÉFLEXIONS PRATIQUES

SUR

LES MALADIES

QU'ON OBSERVE

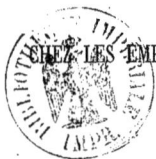

CHEZ LES EMPLOYÉS DES CHEMINS DE FER

PAR

LE D' E. SOULÉ

Médecin en chef de la Compagnie des Chemins de fer du Midi,

Chirurgien honoraire de l'Hôtel-Dieu Saint-André et ancien chef interne du même hôpital,
Membre résidant de la Société impériale de Médecine de Bordeaux,
Correspondant national de la Société de Chirurgie de Paris.

Mémoire lu à la Société de Médecine de Bordeaux.

BORDEAUX

IMPRIMERIE GÉNÉRALE D'ÉMILE CRUGY

rue et hôtel Saint-Siméon, 16.

1864

SUR LES MALADIES

QU'ON OBSERVE

CHEZ LES EMPLOYÉS DES CHEMINS DE FER

L'exploitation des chemins de fer a subitement soustrait une grande quantité d'individus à leurs conditions ordinaires de vie et d'hygiène ; aussi a-t-on dû se préoccuper de bonne heure de l'influence que cette industrie pouvait exercer soit sur les agents qu'elle emploie, soit sur les populations traversées par les divers réseaux.

La pratique des chemins de fer a-t-elle fait naître des maladies spéciales? Tel est le problème qu'on s'est tout d'abord posé.

Les médecins en chef des diverses compagnies, dans les attributions desquels se trouve la centralisation de tout leur service médical, et qui doivent à leur administration un compte-rendu de leur gestion annuelle, se trouvaient tout naturellement portés à examiner cette question, ainsi que toutes celles qui sont afférentes à l'hygiène ou à la pathologie des divers agents de leur exploitation. Plusieurs de ces confrères ont même publié sur ce sujet des travaux justement appréciés.

C'est en vertu de cette position que je prends aujourd'hui la plume, et non parce que je prétends apporter des idées entièrement nouvelles. Le champ ouvert à mes observations est le même que celui parcouru par mes devanciers, en tenant toutefois compte des modifications spéciales qu'introduit naturellement le pays traversé par notre réseau, dont les conditions, bien entendu, ne peuvent être semblables à celles du nord, de l'ouest ou de l'est de la France.

Je viens seulement apporter aujourd'hui ma pierre à l'édifice, c'est-à-dire mon contingent d'observation et de pratique, à titre de documents pour les travaux d'ensemble qu'on pourrait vouloir entreprendre plus tard.

Du reste, il importe de ne point trop tôt se hâter de conclure à cet égard, les conditions hygiéniques tendant à se modifier chaque jour par l'expérience et par de sages prescriptions réglementaires, et le résultat de cette modification amenant des changements dans la pathologie de nos employés, tant sous le rapport du nombre que de la nature même des maladies.

Je prendrai comme exemple de ce fait ce qui s'est passé, chez nous, dans la catégorie d'employés sans contredit la plus intéressante et la plus spéciale au point de vue des conditions nosologiques : je veux dire les mécaniciens.

Au début de l'exploitation des lignes du Midi, ainsi que le prouvent les registres de la traction, presque tous les mécaniciens étaient garçons et menaient joyeuse vie, grâce aux appointements relativement très-élevés que touche cette catégorie d'agents, et en dépensaient une partie en plaisirs.

Aujourd'hui, leur position est généralement changée. Presque tous mariés, liés par la moralité du foyer, ils économisent, et parviennent, en général, à une certaine aisance relative. Leurs conditions sanitaires se sont, depuis, beaucoup améliorées.

Je crois également qu'il ne serait pas juste de vouloir fixer d'une manière définitive les conditions hygiéniques de telle ou telle zone d'un réseau dès le début de son exploitation ; il faut, au contraire, un certain temps pour établir à cet égard un jugement positif et pour se faire une idée du degré de salubrité de telle ou telle contrée.

Au début de l'exploitation d'une ligne, même dans les pays les plus salubres, il n'est pas rare de voir se manifester des cas de fièvre intermittente dus au déplacement des terres.

L'expérience prouve que cet état est purement transitoire.

Par contre, et raisonnant toujours au point de vue auquel nous nous sommes placé, nous pouvons enregistrer la proposition suivante qui est l'ample correctif de la précédente :

Les chemins de fer, par les modifications profondes qu'ils entraînent dans les populations qu'ils desservent et par le bien-être relativement plus grand qu'ils ne manquent pas d'apporter avec eux, contribuent puissamment à assainir, à améliorer les condi-

tions hygiéniques, tant en ce qui concerne leurs propres employés que les populations ambiantes.

Cette proposition, nous espérons la prouver dans le courant de ce travail, en établissant, à l'aide de chiffres comparatifs, que les conditions sanitaires des contrées traversées par la ligne de Bayonne se sont profondément modifiées au point de vue de l'affaiblissement du génie intermittent, et que cet heureux résultat est directement ou indirectement la conséquence de l'établissement du chemin de fer dans ce pays.

C'est sous l'empire de ces idées que j'ai voulu attendre un délai suffisant et ne point publier prématurément des impressions que j'ai eu depuis l'occasion de modifier. Chargé, depuis bientôt six ans, de la direction du service médical de la Compagnie du Midi, je crois avoir laissé passer un temps moral suffisant pour présenter quelques conclusions.

Mes rapports constants et réglementaires avec un personnel médical qui ne compte pas moins de cinquante praticiens exerçant dans des localités si diverses au point de vue de leur topographie et de leurs conditions hygiéniques, me rendent dépositaire obligé de tous les faits importants qui se présentent dans leur pratique administrative, et par conséquent en mesure d'arriver à quelques idées générales que j'ai cherché à exposer sans prévention.

J'ai, en un mot, écrit purement et simplement ce que j'ai vu ou entendu affirmer par des praticiens qui méritent au plus haut point la confiance.

§ Ier.

Aperçu sur la topographie médicale du réseau du Midi.

En très-grande majorité, les lignes de la Compagnie du Midi traversent un pays sain et dont les conditions hygiéniques sont des plus satisfaisantes.

De Bordeaux à Toulouse, la voie parcourt une contrée riante et fertile, et côtoie, à peu de distance, la Garonne et le canal latéral, sans rencontrer les causes propres à amener des maladies spéciales ou infectieuses. C'est un des voyages les plus agréables que puisse faire le touriste.

Au delà de Toulouse, elle traverse successivement les départements de l'Aude et de l'Hérault. Dans cette seconde section de la ligne de Cette, les conditions de salubrité se maintiennent jusqu'aux environs de Béziers et d'Agde, où on observe, chaque année, un certain nombre de fièvres d'accès qui sévissent plus particulièrement pendant l'été et l'automne. Des conditions à peu près identiques existent sur l'embranchement de Narbonne à Perpignan, dont certains points offrent pareillement des affections intermittentes.

Les nouveaux embranchements qui constituent le réseau pyrénéen, quoique livrés depuis peu à l'exploitation, peuvent être considérés comme placés dans d'excellentes conditions sanitaires. C'est ce que viennent confirmer, chaque mois, les rapports que je reçois de MM. les médecins de ces diverses localités.

La ligne de Bordeaux à Bayonne, dont une certaine portion est classée par nos règlements comme insalubre, fournit chaque année une forte proportion du contingent des affections intermittentes. Nous pouvons même dire que c'est là le caractère distinctif de sa pathologie, caractère qui entre souvent comme élément, alors qu'il ne constitue pas la totalité de la maladie.

Cette circonstance est, du reste, expliquée par sa topographie, que tout observateur peut parfaitement apprécier. La presque totalité du parcours de Bordeaux à Bayonne se fait, en effet, dans la lande.

Au début de l'exploitation de cette fraction du réseau, les craintes les plus légitimes pouvaient être conçues. Les ravages que le miasme paludéen exerçait chez les habitants de ces contrées considérées autrefois comme déshéritées, devaient, ce semble, être plus sensiblement perçus par une population transplantée et ayant joui, jusqu'alors, de conditions hygiéniques meilleures, par conséquent non acclimatée.

Aussi, prévoyante et soucieuse des intérêts et de la santé de ses agents, la Compagnie du Midi décida-t-elle, dès le début de son exploitation, que cette maladie serait traitée exclusivement à ses frais et en dehors de la caisse de prévoyance qu'elle a instituée en leur faveur, dont elle fait cependant la moitié des fonds.

De plus, et par excès de sollicitude de sa part, les agents forcés par leur service à résider dans les zones que l'expérience lui démontrait être insalubres, reçurent une allocation supplémentaire égale au dixième de leur traitement, et destinée à leur permettre une nourriture plus substantielle et plus tonique.

Enfin, on a toujours veillé à faire changer de résidence ceux des agents qui ne pouvaient s'acclimater, et chez lesquels le génie intermittent imprimait un cachet trop profond, ou qui, par des récidives fréquentes, témoignaient de leur impuissance en présence du fléau destructeur.

Nonobstant ces sages prescriptions, les cas de fièvres d'accès de types divers étaient très-fréquents à l'ouverture de cette ligne, et pendant les premières années de son exploitation, et assez souvent, l'élément pernicieux venait y apporter une gravité nouvelle. D'autres fois, des altérations viscérales devenaient la terminaison des cas de récidives fréquentes.

Mais, depuis, des modifications favorables et progressives se sont manifestées dans cet état de choses, et, à l'heure qu'il est, la ligne de Bayonne est, à mes yeux, moins maltraitée que les quelques tronçons que j'ai signalés comme insalubres sur les lignes de Cette et de Perpignan.

La décroissance des fièvres d'accès a été rapide et soutenue, ainsi que le prouve ma statistique.

Le total de ces maladies, qui s'est élevé en 1859 au chiffre de 1,048 cas, s'est successivement abaissé à 898 en 1860, à 830 en 1861, à 593 en 1862.

Tout indique que la présente année ne sera pas moins favorisée.

L'élément pernicieux a principalement subi une modification importante. Les chiffres 68, 32, 22 et 17 correspondent à ces quatre dernières années.

Cette décroissance des affections à type intermittent ne porte pas seulement sur les employés ; MM. les médecins exerçant dans la lande ont noté un résultat identique dans leur clientèle privée.

Les causes de cet heureux résultat sont multiples ; mais il n'en est aucune, à mon sens, qui ait exercé une action plus directe et plus puissante que les travaux exécutés pour assurer l'écoulement des eaux et pour la création des vastes établissements agricoles que l'observateur découvre en effectuant le parcours de Bordeaux à Bayonne. Le domaine impérial de *Solferino* (Sabres), ceux de MM. *Emile Pereire*, à *Marcheprime*, et *A. Léon*, à *Labouheyre*, enfin l'institution si importante des diverses routes agricoles, ont puissamment contribué à amener des conditions meilleures. On peut dire que nous assistons à une vraie régénération de ce pays, tant au point de vue agricole que commercial.

l'objet d'un procès-verbal signé par les témoins et dressé par
l'agent le plus élevé en grade de ces derniers. Cette pièce passe

§ II.

*Coup-d'œil d'ensemble sur les principaux groupes d'affections
qui se sont le plus fréquemment offerts à l'observation.*

Avant d'aborder cette étude et de la faire suivre des remarques
que nous ont suggérées les divers emplois, il est bon d'expliquer,
en quelques mots, à l'aide de quels moyens ont été colligés nos
documents.

La longueur des lignes du Midi en exploitation au moment où
j'écris ces mots est de 1,280 kilomètres.

Notre service médical est constitué sur des bases analogues à
celles des autres grandes compagnies, bases qui sont, du reste,
en grande partie, réglées d'après des ordonnances ministérielles.

Le nombre des sections médicales est de quarante-huit, en
comprenant dans ce chiffre *Bordeaux* (ville) et *La Bastide* pour
une section.

A l'exception de cette dernière, chacune comprend une certaine étendue de parcours sur la voie, laquelle est d'autant plus
considérable que le chef-lieu de la section, résidence du médecin, se trouve moins important et que les autres stations dont il
est chargé renferment un moins grand nombre d'agents.

Il n'y a donc rien d'absolu dans l'étendue des sections médicales, qui se trouve encore modifiée par la plus ou moins grande
fréquence des trains qui circulent sur la ligne, et aussi, il faut le
dire, par le petit nombre de praticiens que l'on rencontre sur
certains points, dans la lande, par exemple.

Le parcours moyen attribué aux médecins est de 25 kilomètres. Les sections les plus longues sont de 35 à 40 kilomètres;
les plus courtes n'en comprennent que 12 à 15 environ.

Cinquante médecins participent à ce travail. Ils sont tous liés
au service central par l'intermédiaire du médecin principal, à
qui ils adressent, chaque mois, un compte-rendu réglementaire
de leur pratique administrative, ainsi que tous les renseignements
et toutes les demandes afférentes à leur service.

Tout accident traumatique, fût-il même de la plus minime importance, qui survient en un point quelconque du réseau, est

l'objet d'un procès-verbal signé par les témoins et dressé par l'agent le plus élevé en grade de ces derniers. Cette pièce passe obligatoirement sous mes yeux avec les observations que, au préalable, y a consignées le médecin traitant.

Cette dernière mesure a une importance qui n'échappera à personne, et est, je crois, propre à la Compagnie du Midi.

De plus, si un événement d'une certaine gravité arrive dans cet ordre de choses, j'en suis immédiatement informé par dépêche.

Si je suis entré dans ces détails d'administration intime, c'est un peu pour initier le lecteur au fonctionnement du service médical du Midi, mais principalement pour prouver que je suis en mesure d'être parfaitement renseigné sur les divers faits qui peuvent m'intéresser.

Nonobstant, je serai sobre, dans ce travail, de chiffres et de tableaux statistiques, quoique les documents que j'ai en ma possession soient cependant de nature à fournir, sur ce point, matière à de vastes développements.

Par suite de récidives de la même affection qui les obligent d'interrompre à diverses reprises leur service, et aussi de la faculté qu'ont certains agents de s'adresser pour la même maladie à divers médecins, par d'autres causes encore, le même malade peut figurer plusieurs fois sur les états nosologiques.

Cette circonstance fait que j'ai plutôt, en consultant mes notes, le nombre de fois que les agents ont eu recours au service médical, que le chiffre exact des maladies.

Il ne m'est pas possible de corriger ces doubles emplois, avec un personnel qui compte plus de 6,000 individus, et avec 50 rapports que je reçois chaque mois.

Je préfère établir mes réserves, que donner comme résultats invariables et garantis des chiffres qui peuvent être influencés par les causes d'erreur que je viens de signaler. C'est même là une précaution qu'auraient dû prendre certains partisans quand même de la méthode numérique. En procédant de la sorte, on ne peut être taxé d'avoir abusé des chiffres et de les avoir fait servir d'après telle ou telle idée préconçue.

Du reste, les exemples seraient faciles à trouver dans cet ordre de choses. L'amour des chiffres et du rapport proportionnel conduit souvent à des conclusions difficiles à expliquer.

C'est ainsi que, dans un travail entrepris dans les mêmes conditions que celui que je mets aujourd'hui au jour, le médecin en chef d'une compagnie arrive à ce résultat que, dans une catégorie d'agents du service actif, et pour une longue période d'exploitation, la phthisie pulmonaire a sévi six fois, alors que la pneumonie ne s'est présentée que cinq fois.

Pour quiconque a présente à l'esprit la fréquence relative de ces deux affections dans une même pratique médicale, ce résultat paraîtra, j'en suis certain, étrange. L'étonnement redoublera en apprenant que la mortalité n'a pas été plus élevée dans l'un et l'autre cas, et que, pas plus que la pneumonie, la phthisie n'a fourni qu'un décès.

Parviendra-t-on, par exemple, à persuader, même avec une proportion numérique, que les chefs de gare, qui sont des employés d'un certain rang hiérarchique, dont les conditions hygiéniques et d'habitation sont favorables, puisqu'ils sont ordinairement logés dans les bâtiments d'exploitation, qui n'exercent, enfin, que le commandement et des travaux d'écriture, soient plus exposés aux affections de la peau que les hommes d'équipe, lesquels sont de véritables manœuvres, sujets à manier des colis sales, et à la contagion par le travail en commun? On a beau apporter le chiffre à l'appui, le fait intrinsèque sera toujours révoqué en doute par le raisonnement.

Je pourrais fournir d'autres preuves tout aussi convaincantes pour expliquer le peu de chiffres et de statistique que contient ce travail. Mon seul but a été de le rendre surtout *pratique*, et c'est pour cela que j'ai laissé écouler un long laps de temps avant de l'écrire, et surtout que je l'ai composé d'après mes impressions et mes documents, et avant d'avoir pris connaissance des divers mémoires importants publiés sur ce sujet.

Il ne faudrait pas conclure de ce qui précède que je n'attache pas l'importance qu'ils méritent aux rapports statistiques que je dois réglementairement fournir chaque année, travaux que je fais avec la plus grande, la plus scrupuleuse exactitude. Ces résultats ont pour moi leur valeur, et cette dernière croît chaque année par la comparaison des chiffres antérieurs obtenus dans des conditions analogues.

Mais cette importance est plutôt administrative que purement médicale, et c'est ce dernier élément que je dois plus spécialement introduire dans le présent travail.

La classification qui sert de base à nos rapports médicaux,

comprend des divisions assez multipliées pour permettre de distinguer des affections qui doivent ne point être confondues à raison de leurs causes si diverses, de ne point inscrire, par exemple, sous la dénomination générale de maladies de la peau, les érysipèles d'ordres divers, les fièvres éruptives, la variole et les diverses dermatoses, ainsi que nous l'avons vu faire par certain statisticien, auteur de travaux très-remarquables sous bien des rapports.

Notre état imprimé comprend quarante-un chefs principaux que nous passerons successivement en revue, et qui nous permettront de consacrer quelques lignes aux divers grands groupes de maladies chirurgicales et médicales.

1° AFFECTIONS CHIRURGICALES.

Les affections traumatiques proprement dites (*plaies*, *contusions*, *écrasements*) occupent, dans toutes les statistiques des diverses compagnies, un rang très-élevé en fréquence.

Chez nous, elles tiennent le sommet de l'échelle des maladies chirurgicales proprement dites. Leur proportion a été, en moyenne, pour une période de quatre années, de 122.93 par 1,000 malades.

Cette circonstance s'explique par les causes nombreuses de lésions auxquelles sont exposés les employés des diverses catégories du service actif.

Il convient cependant de noter que, dans la proportion élevée que je viens d'établir, se trouvent figurer en grande partie des lésions très-légères, telles, par exemple, qu'une contusion produite par le choc d'un colis, ayant nécessité quelques jours de repos.

Les grands traumatismes, les *écrasements* produits par les roues d'une locomotive ou le passage d'un train, occupent une part très-restreinte dans ce résultat.

Ces derniers, toujours trop fréquents, malgré leur rareté relative, sont presque constamment la conséquence d'imprudences de la part des victimes et de l'oubli des règlements conservateurs propres à les prévenir.

Le caractère particulier qu'ils présentent s'explique par l'énergie même de la cause contondante. La désorganisation, la commination osseuse sont poussées à l'extrême, et l'action vulnérante s'étant épuisée sur place, il n'y a que fort peu de réaction sur les parties voisines.

J'en appelle, à cet égard, à tout chirurgien ayant eu à prendre une décision dans le cas de broiement d'un membre produit dans ces circonstances. En général, le rôle du praticien est facile en tant qu'opportunité et lieu d'élection.

La question de l'amputation n'est pas douteuse, et il est possible alors d'agir très-près du traumatisme avec chance de trouver des tissus sains.

C'est le broiement d'un membre par les roues d'une locomotive ou le passage d'un train, qui offre le véritable cas d'amputation primitive. Aussi, le succès est-il ici la règle, à moins qu'on n'ait à agir dans certaines conditions particulières, telles que les érysipèles et les fièvres purulentes, conditions si fatales et si fréquentes à l'hôpital de Bordeaux, pourvu qu'on ait surtout eu le soin d'avoir égard à certains accidents qui peuvent exister et compliquer singulièrement l'état du blessé, tels que commotion cérébrale, ébranlement profond des centres nerveux. Toutes les opérations qui ont été pratiquées dans ces circonstances fâcheuses, ont eu une issue rapidement mortelle.

Le rôle du chirurgien n'est pas aussi nettement accusé lorsqu'il a à agir pour des traumatismes mal limités, tels que les contusions produites par le choc d'objets pesants, par le passage des roues d'une charrette. Dans ce dernier cas, les indications sont souvent douteuses et mènent à l'amputation consécutive, et, en agissant même à une époque voisine du traumatisme, on a chance de rencontrer des tissus fortement compromis par l'infiltration sanguine et la contusion.

J'ai eu, il y a peu de temps, une remarquable occasion de constater cet état limité des désordres dont la cause s'était épuisée sur place. Il s'agissait d'un humérus entièrement broyé et réduit en esquilles multiples jusqu'à une distance voisine de l'articulation scapulo-humérale. Cette lésion, qui paraissait exiger la désarticulation du bras, a pu, une fois inspection faite de la limite des désordres et de l'état de l'articulation qui n'était pas ouverte, se régulariser par la conservation de la tête de l'humérus après quelques ruginations. Cette opération, que j'ai ainsi transformée pendant son exécution, s'est terminée très-promptement par la guérison, et les lambeaux n'ont point été frappés de mortification, en vertu des idées que j'ai précédemment émises.

Lorsque la cause désorganisatrice ne se borne pas à un membre, mais étend son effet jusque sur les cavités, celles-ci sont le plus ordinairement ouvertes, et les organes qu'elles renferment, lacérés, réduits en bouillie. — J'ai vu, dans deux circonstances, les os du crâne et de la face littéralement broyés, au point de ne présenter qu'un amas informe de détritus.

C'est dans les cas de broiement des membres que se trouve vérifiée au plus haut point cette assertion émise par tous les auteurs de traités chirurgicaux, que l'hémorrhagie ne complique que très-rarement les plaies par écrasement et surtout par arrachement.

Aussi, dans la pratique chirurgicale des chemins de fer, on a rarement à obvier à des accidents hémorrhagiques. Les nombreux documents que je possède ne contiennent aucun exemple de ligature artérielle pratiquée dans ce but.

Il m'est cependant arrivé, dans deux circonstances, d'être obligé de recourir à des procédés hémostatiques pour arrêter des hémorrhagies produites par des *scies circulaires*. Un des cas m'a même mis presque sur le point de pratiquer la ligature de l'artère humérale. Mais remarquons qu'il s'agissait ici de plaies exceptionnelles et sortant des conditions habituelles que présentent celles qu'on observe dans l'exploitation des chemins de fer.

Ces deux solutions de continuité, observées chez des ouvriers des ateliers de la carrosserie, participaient, en effet, plus des plaies produites par un instrument tranchant, que de celles qui sont dues à l'action de corps orbes et contondants.

Les grands désordres de tissus, auxquels je viens de faire allusion, sont heureusement rares et ne constituent que de malheureuses exceptions. Ils sont dus en général à l'imprudence des victimes, amenée quelquefois par la fréquentation du danger, ainsi qu'à l'oubli des prescriptions réglementaires si précises et si formelles qu'on a posées pour prévenir de semblables catastrophes.

A côté de ce genre de lésions, nous pouvons en classer un autre se rattachant à un autre mécanisme, et qui, dans quelques circonstances rares, peut offrir autant de gravité dans les résultats, avec des apparences moins désastreuses au premier abord. Je veux parler des traumatismes produits par le choc des tampons.

Moins désorganisatrice que la roue des locomotives ou des wagons, cette cause produit un certain nombre de victimes parmi les hommes d'équipe et les divers agents plus spécialement en rapport avec le mouvement des gares.

Les tampons placés en avant et en arrière des locomotives et des wagons, dans le but d'amortir les chocs des divers éléments d'un train, produisent, comme leur forme l'indique, des contusions larges, dans lesquelles l'état poli de leur surface permet le plus ordinairement une certaine intégrité de la peau. Mais leur effet n'est pas pour cela moins grave, lorsqu'il s'exerce à un certain degré, et se fait plus particulièrement sentir sur les parties profondes.

Ce genre de traumatismes démontre ce fait clinique déjà noté par plusieurs observateurs, que certaines contusions s'exerçant sur les cavités sont rapidement mortelles, alors que le tégument externe a été complètement respecté ou ne présente que des ecchymoses insignifiantes. J'ai eu, pour ma part, à constater ce résultat un certain nombre de fois pour des cas de contusion du ventre ou du thorax.

Lorsque le choc des tampons agit avec une certaine violence sur le crâne et sur la face, les désordres sont considérables, et, tout en amenant des accidents graves du côté du cerveau, ils entraînent des brisures, des dislocations des parties osseuses.

J'ai vu une fois le choc d'un tampon s'exerçant sur la face, détacher pour ainsi dire cette dernière *en masse*, et l'abaisser jusqu'à la faire reposer sur le sternum. Rien ne peut donner une idée de l'aspect du blessé et de la mutilation qui permettait d'apercevoir le pharynx.

Cette lésion si grave se prêta à une régularisation en apparence très-simple. Plusieurs points de suture me permirent de rétablir la continuité de la peau, en haut. Une fronde solidement établie releva par en bas la partie détachée. Ce malheureux vécut ainsi deux jours, donnant un exemple de la résistance que certains sujets opposent à des lésions en apparence promptement mortelles.

Hâtons-nous de dire que le coup de tampon n'a pas en général la gravité que nous venons d'attribuer aux cas malheureux. Ordinairement cet accident n'entraîne que des contusions légères et promptement curables. Il est toujours, du reste, le résultat d'imprudences, soit de la part de la victime, soit de celle de ses camarades.

Un des caractères spéciaux de la chirurgie qui est dévolue aux médecins des compagnies de chemins de fer, consiste dans la fréquence des lésions traumatiques des extrémités, principalement des mains, et plus particulièrement des doigts.

Les ouvriers d'ordres divers, employés dans les ateliers des machines ou de la carrosserie, offrent plus spécialement ces dernières, tandis que les pieds et les orteils ont fréquemment à souffrir chez les agents affectés à la pose et à l'entretien de la voie ferrée.

Les plaies des extrémités, et principalement des doigts, sont nombreuses et n'offrent pas de gravité pour la plupart. En effet, sauf quelques rares blessures portant sur les tendons de l'avant-bras, les lésions qu'on a le plus ordinairement occasion d'observer consistent en des plaies contuses des doigts, n'intéressant en général que les parties molles et n'amenant qu'exceptionnellement la nécrose des phalanges ou l'exfoliation des tendons.

Cette grande fréquence des traumatismes des doigts chez les employés des chemins de fer, met à même de vérifier combien il faut être sobre de sacrifices dans cet ordre de choses, et combien, avec des conditions en apparence mauvaises, on peut faire encore à la conservation une part large et salutaire.

A mon sens, le chirurgien ne doit se décider à sacrifier un doigt blessé que lorsqu'il y a désorganisation, altération profonde des téguments, ce qui enlève tout espoir raisonnable de conservation.

La comminution des os, les ouvertures articulaires ne contre-indiquent pas pour moi les tentatives faites dans ce but. La seule condition que je recherche, consiste dans l'intégrité des parties molles. Il faut que les plaies soient susceptibles de réunion et de régularisation.

Par un pansement méthodique, par la fixation du doigt dans la position la plus favorable au maintien des fragments osseux ou des extrémités articulaires luxées et dont les liens sont plus ou moins endommagés, et en prenant le soin d'immobiliser le tout sur une attelle de carton, on arrive à des résultats extrêmement favorables.

J'ai pu me convaincre que ces idées conservatrices étaient celles de la grande majorité des médecins de la Compagnie du Midi, et constater des résultats qui, comme ceux que j'ai obtenus moi-même, militent fortement en leur faveur.

On ne risque, du reste, rien à temporiser avec sagesse dans les cas de cette nature. Lorsqu'en effet la mortification vient plus tard faire une loi du sacrifice, le petit volume de la portion qui a cessé de vivre ne met nullement le patient en danger, et les conditions sont meilleures pour l'opération et les résultats plus favorables. Les corps froids sagement appliqués et les pansements rares et par occlusion, rendent, dans ces cas, de grands services au point de vue de la conservation.

Les affections chirurgicales les plus fréquentes dans la pratique des chemins de fer sont donc des maladies plus spécialement aiguës et traumatiques. La population qui forme leur personnel explique ce résultat. Elle offre, en effet, la plus grande analogie avec celui de l'armée, auquel une grande partie de son effectif est empruntée.

Aussi n'observons-nous que tout à fait exceptionnellement des affections chroniques et profondes, telles que tumeurs blanches articulaires, nécroses, caries, affections cancéreuses.

Le tableau annexé à ce travail donne la proportion, pendant les quatre dernières années, des plaies et contusions, laquelle place ces lésions au sommet de l'échelle, circonstance qui ne surprendra pas ceux qui auront égard aux causes variées de traumatismes auxquelles sont exposées les diverses catégories d'agents composant le service actif, tels que hommes d'équipe, facteurs, et les divers ouvriers employés à des travaux dans les ateliers.

Les affections purulentes (*phlegmons, abcès, furoncles*) arrivent en deuxième ligne. (Moyenne, 47.76 par 1,000 malades.)

La connexité de ces maladies avec les précédentes, leur communauté de causes, expliquent ce rapprochement. Aussi l'inflammation suppurative revêt-elle, dans la majorité des cas, la forme franchement aiguë.

Les contusions, les plaies digitales donnent naissance à des panaris plus ou moins intenses. D'autres fois, cette même phlegmasie se présente en dehors de toute cause appréciable et sous la forme épidémique.

D'autres fois, enfin, les contusions profondes et ayant produit des extravasions sanguines d'une certaine importance et réfractaires à l'absorption, amènent comme conséquence des abcès subaigus, sous l'influence de l'échauffement des produits non résorbés.

Les abcès réellement chroniques et désignés sous l'appellation scolastique d'*abcès froids,* sont rares. Il doit en être ainsi, puisque ces collections sont presque constamment symptomatiques de l'altération de quelque point du squelette, de la migration d'un séquestre osseux.

Les furoncles sont fréquemment observés et revêtent le plus ordinairement la forme épidémique.

En dehors de cette influence, ils m'ont paru le plus communément déterminés par l'irritation que subit, chez l'homme de peine, la peau soumise à l'action de la chaleur et de sueurs abondantes. Il convient cependant de faire intervenir dans cette dernière circonstance une prédisposition spéciale de ce tégument.

Cette dernière maladie a toujours été bénigne, et même, malgré sa multiplicité sur le même individu ou l'étendue de sa manifestation, elle a toujours guéri après un temps variable. Nos statistiques ne renferment aucun cas d'anthrax malin, affection si grave, et qui, pour nous, se lie à une altération profonde de l'économie, qui en fait, dès le début, une maladie générale et très-fréquemment mortelle.

Cependant, deux cas de furoncles très-étendus avec mortification profonde du tissu cellulaire, et siégeant à la nuque, ont pu faire craindre un instant pour la vie des malades. Des incisions profondes et appliquées à temps ont empêché ce fâcheux résultat.

Les *brûlures* occupent le troisième rang de notre classification nosologique.

Leur fréquence est peu considérable. (Proportion, 8.41 par 1,000.) Elles sont généralement peu étendues et surtout peu profondes. On les observe le plus ordinairement chez les machinistes, comme conséquence de la vapeur, et chez les ouvriers des ateliers, obligés par leurs fonctions à manier le fer incandescent.

Le premier et le deuxième degré sont les plus fréquents, ce qui explique ce fait, que la gravité ne peut guère provenir que de l'étendue même de la lésion.

Les documents que j'ai en mon pouvoir et mon expérience personnelle ne me représentent qu'un seul cas survenu chez un mécanicien, et qui ait inspiré des craintes sérieuses.

Il s'agissait d'une brûlure au deuxième degré, qui occupait la presque totalité des membres inférieurs. Ce fait est gravé profondément dans ma mémoire, en raison de la complication qui amena le danger, et qui fut un érysipèle *erratique* des plus persistants.

Cette circonstance m'a paru exceptionnelle ; car, témoin de plusieurs épidémies érysipélateuses, notamment dans les hôpitaux, dans lesquelles cette complication s'attaquait indifféremment à toutes les lésions aiguës ou chroniques, graves ou légères, limitées ou étendues, je n'avais jamais vu l'érysipèle se combiner avec la brûlure récente et au deuxième degré. Dans mon appréciation, même, il y a comme une sorte d'antagonisme entre ces deux entités chirurgicales. N'oppose-t-on pas, du reste, à l'érysipèle ambulant, le vésicatoire, dont le résultat a une analogie si grande avec la brûlure au deuxième degré ?

Les *fractures* se sont offertes dans la proportion de 2.68 par 1,000 malades.

Les régions qu'elles ont occupées sont diverses. On m'a signalé une fracture du nez, une du bassin, une du fémur, deux de la jambe, ce qui porte ce dernier chiffre à trois, avec un cas que j'ai traité moi-même ; enfin, deux de la clavicule.

En dehors des cas d'écrasement dont nous avons déjà parlé, et qui, en raison des désordres multiples, rentraient autant dans la catégorie des plaies que dans celle des lésions osseuses, les solutions de continuité qui ont affecté ce système se sont présentées sous la forme simple et n'offrant que les lésions produites en général par les chutes et contusions.

Leurs conséquences n'ont offert aucune particularité à noter, et leur traitement a été celui qu'on met journellement en usage. La consolidation a régulièrement suivi ses phases, excepté dans un cas de fracture de l'humérus, qui s'est terminé par *pseudarthrose*.

L'extrême obliquité des fragments dans ce cas, et les circonstances spéciales dans lesquelles s'était produite la fracture, peuvent expliquer ce résultat. Appelé à remédier à la non-consolidation que n'avaient pu obtenir des soins antérieurs, j'ai pratiqué la résection qui n'a pu être couronnée de succès, malgré toutes les précautions et les ménagements dont furent entourés les soins consécutifs à cette opération. Une nouvelle tentative, faite dans un des principaux hôpitaux de Paris, ne fut pas plus heureuse. La constitution du malade n'était pas étrangère au peu de tendance que les os ont eu à fournir les matériaux d'un cal solide,

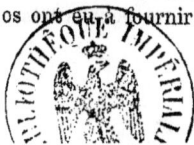

soit après la fracture elle-même, soit après les deux tentatives faites ultérieurement pour arriver à une consolidation.

La proportion des affections *articulaires* traumatiques est assez élevée (12.45 par 1,000 malades).

Les luxations, et principalement les entorses, la constituent en très-grande majorité. On a cependant remarqué quelques cas d'arthrites traumatiques, d'épanchements sanguins articulaires, conséquences de contusions.

Les luxations se sont particulièrement effectuées aux doigts, au coude et surtout à l'épaule. Mes notes sont muettes relativement à celles du genou, du pied, et même de la hanche.

Les entorses et diastasis, qui entrent pour la majeure partie dans nos résultats, sont fréquentes. Les plus communes sont les variétés *radio-carpiennes* et *tibio-tarsiennes.*

Grâce au traitement rationnel mis en usage dans ces cas, et dans lequel le froid occupe le rang qu'il mérite, et aussi aux bonnes conditions des sujets, les suites de cette dernière affection ont toujours été heureuses. L'intervention intempestive des empiriques et des rebouteurs est cependant venue retarder quelques guérisons; mais notons ce résultat, que l'amputation du membre n'a été, dans aucun cas, nécessitée par le passage de l'arthrite à l'état de tumeur blanche.

Les *hernies* ont été rares (3.15 par 1,000), proportion faible, quand on a égard aux causes variées de traumatismes auxquelles se trouve exposée une partie du personnel, et aux efforts que nécessitent certains emplois. L'explication de son peu d'élévation est fournie par la visite rigoureuse que passe avant son admission chaque candidat, et dans laquelle cette infirmité est un des plus puissants motifs d'exclusion.

Cependant, il se glisse toujours quelques cas, par suite d'examen irrégulier; puis il y a ceux qui surviennent postérieurement à l'admission, et sous l'influence des causes auxquelles les agents sont soumis : efforts musculaires, contusions abdominales; et enfin les hernies qui se manifestent lentement et par le fait même de certaines prédispositions.

L'étranglement herniaire s'est rarement présenté. Il n'y a eu que deux cas, dont un a nécessité la kélotomie.

Les cas de hernies appartiennent pour la très-grande majorité à la variété inguinale. C'est celle que présente le plus ordinairement l'homme, et certains faits de prétendues hernies crurales ne sont, on le sait, que des hernies inguinales directes.

On a noté quelques cas de hernies anormales et siégeant en dehors des anneaux, à travers des éraillures accidentelles des parois abdominales. La variété ombilicale ne s'est pas offerte à l'examen.

La hernie musculaire a été observée une fois chez un chef de train. Elle siégeait à l'avant-bras, et nécessitait une certaine compression.

Le membre était affaibli. Cette lésion était consécutive à une forte contusion.

Les mêmes raisons que j'ai invoquées pour expliquer la minime proportion des hernies chez nos employés, peuvent être avancées à l'égard des maladies des *veines* (*varices et varicocèles*), dont le chiffre proportionnel ne s'est élevé qu'à 5.37 par 1,000 malades.

Tous les agents du service actif subissent, avant leur admission définitive, une visite réglementaire. Plusieurs sortent des rangs de l'armée, dans lesquels leur incorporation n'aurait pu avoir lieu s'ils avaient été porteurs de quelque infirmité.

Les varices des membres inférieurs sont donc rares, et les quelques agents qui en sont porteurs savent combien il leur importe de s'opposer au développement ultérieur de cette lésion. Ils ont donc le soin de porter des appareils compressifs, et d'éviter les froissements ou irritations qui deviennent l'origine de plaies si difficiles à guérir. L'ulcère atonique et l'ulcère variqueux se sont montrés très-rarement à l'observation des médecins de la Compagnie.

Le varicocèle est chose assez fréquente, comme on le sait. Beaucoup de sujets en sont affectés, sans y attacher une grande importance. Il n'acquiert une certaine signification que chez les agents astreints à des fonctions pénibles, chez les machinistes, par exemple, obligés de garder fort longtemps la station verticale.

Un bon suspensoir suffit, du reste, pour pallier cet inconvénient, au point que, dans nulle circonstance, aucun employé n'est venu demander qu'on lui appliquât un des procédés de la cure radicale.

Les maladies des *voies urinaires* ne sont pas très-fréquentes (14.16 par 1,000).

Il convient, à cet égard, de noter cette circonstance, que les maladies syphilitiques ne doivent pas être traitées. Une clause formelle de notre règlement les exclut, ce qui fait que les agents qui se trouvent porteurs de quelque symptôme pouvant, de près ou de loin, se rapporter à cette cause, ont peu de tendance à s'adresser aux médecins de la Compagnie, et réclament ordinairement des soins étrangers.

L'hématurie s'est montrée quelquefois, et le plus ordinairement chez des agents du service actif et pendant les chaleurs de l'été.

On n'a pas signalé d'affections calculeuses proprement dites, et aucune opération n'a été pratiquée dans ce cas; mais nous devons noter quelques exemples de gravelle.

Cette dernière maladie a quelquefois donné naissance à la colique néphrétique. Les emplois sédentaires ou de bureau ont exercé une influence évidente sur le développement de cette complication. Sur quatre cas qui ont été notés, il y avait trois agents attachés à des bureaux, et un seul au service actif.

L'hydrocèle s'est constamment manifestée à l'état simple. L'injection iodée en a triomphé sans récidive. J'ai, pour ma part, pratiqué trois fois cette opération.

Les froissements, les contusions sur les bourses, m'ont paru exercer une influence non douteuse sur le développement de cette maladie.

Quelques cas de contusions testiculaires ont été observés, et ont donné naissance à des orchites traumatiques, dont la guérison a eu lieu par résolution. Dans un fait, on a noté une névralgie du cordon extrêmement rebelle, et qui a résisté aux moyens usités en pareil cas.

Les rétrécissements de l'urèthre sont rares, ainsi que la rétention d'urine.

Quelques agents sont cependant venus consulter pour ce motif. J'ai eu quelques cas à traiter, et, entre autres, un d'une importance majeure, pour lequel j'ai pratiqué avec succès la ponction hypogastrique, et procédé ensuite à une dilatation longue et laborieuse.

L'appareil de la vision a été assez fréquemment affecté (38.75 par 1,000).

Les ophthalmies peuvent se diviser en deux catégories bien tranchées : elles sont traumatiques ou spontanées.

Les deuxièmes, de beaucoup moins nombreuses, revêtent ordinairement la forme catarrhale, et il n'est pas rare, dans ce cas, de voir les divers membres d'une même famille, ou les locataires d'une même maison, être successivement atteints, ce qui ne laisse aucun doute sur le caractère épidémique de la maladie.

Ces affections sont généralement guéries avec assez de facilité à l'aide d'une médication appropriée; mais cependant, chez certains malades mal disposés par leur constitution, ou peu dociles au traitement qu'ils devraient subir, des granulations palpébrales s'établissent et deviennent une complication redoutable. La cornée se prend, s'ulcère, et surviennent alors les staphylômes, les dépôts plastiques et opacités diverses.

Je dois, à cet égard, déclarer que certaines professions qui, au premier abord, paraîtraient devoir exercer une influence rationnelle sur cet état, n'ont eu aucune part dans ce résultat malheureux.

Il semblerait que les mécaniciens, que les chefs de train et serre-freins, qui sont en proie à l'ardeur solaire et à l'action de la poussière, dussent guérir plus difficilement. Il n'en est rien ; et parmi les rares agents qu'on a été obligé de réformer pour cause d'ophthalmie chronique, nous ne comptons aucun individu attaché à cette catégorie d'emplois. Notons, à cet égard, que la visite que subissent les candidats avant leur admission, élimine nécessairement tous les sujets ayant non-seulement mauvaise vue, mais encore quelque prédisposition apparente aux phlegmasies oculaires, se traduisant par l'injection de la conjonctive ou des rebords palpébraux.

Les ophthalmies qu'on observe le plus communément chez nous sont produites par une cause exclusivement traumatique, telle que l'action du sable, la brûlure due à quelque fragment de coke en ignition, les corps étrangers déposés ou incrustés sur la cornée; enfin, mais tout à fait exceptionnellement, de véritables plaies du globe oculaire.

Cette dernière lésion offre la plus grande gravité. Rarement alors les parties profondes de l'œil peuvent être maintenues étrangères à l'inflammation, et la perte de la vision est souvent la conséquence de ces traumatismes, alors qu'on a été assez heureux pour éviter la fonte du globe oculaire.

L'appareil lacrymal est rarement atteint, du moins d'une manière profonde. Quelques *epiphoras* passagers, quelques tumeurs lacrymales sont les seules manifestations qui se soient produites de ce côté.

Il en est de même des maladies profondes de l'œil. La cataracte ne s'est pas présentée, à moins qu'on ne veuille donner ce nom à quelques cas d'opacité de la capsule cristallinienne survenus sous l'influence traumatique et dus à des lésions de cette membrane.

L'amaurose a été très-rare. Dans une circonstance, cette lésion de l'innervation a paru naître sous l'influence miasmatique paludéenne.

L'*appareil auditif* est quelquefois atteint. (Proportion, 6.40 par 1,000.)

Les manifestations sont des otalgies et des otites le plus ordinairement aiguës, qui se présentent le plus communément chez des machinistes, des chefs de train, et chez les agents les plus exposés au vent et aux diverses intempéries atmosphériques.

Ces symptômes ont toujours été passagers et sans suites fâcheuses. Je n'ai, pour ma part, observé aucun cas d'otites graves et portant sur les parties profondes de l'organe auditif. — Un seul cas de cette nature m'a été signalé.

La surdité est chose rare chez nos agents, et ce motif de réforme n'a été invoqué qu'une seule fois à l'égard d'un chef de station.

Ces divers résultats ont lieu de surprendre lorsqu'on considère les causes rationnelles qu'on serait tenté d'énumérer *à priori*, et surtout lorsqu'on songe à la violence des vents qui règnent dans certains points du réseau, et qui est telle que, dans deux circonstances, des trains pris en écharpe ont été renversés et ont complètement déraillé sous l'influence de cette seule cause. Ce ne sera pas, du reste, la seule occasion pour nous de signaler combien la pratique vient, à cet égard, corriger l'impression de la théorie, et démentir des assertions émises par des confrères étrangers au sujet que nous traitons, et qui, observant pour écrire, ont agi sous l'influence d'idées préconçues, d'interrogatoires incomplets et précipités, adressés çà et là à divers agents, et qui, conduits de certaine façon, ont bientôt donné gain de cause à telle ou telle idée théorique.

Pour écrire, en effet, d'une manière véridique et fructueuse l'histoire médicale de telle ou telle partie du personnel des compagnies des chemins de fer, pour émettre quelques vues véritables d'ensemble sur les maladies qui la frappent le plus communément, il faut les avoir observées pendant un laps de temps qui permette d'arriver à la généralisation d'un certain nombre de faits individuels.

2° MALADIES MÉDICALES PROPREMENT DITES.

La physionomie générale de la pathologie des employés des chemins de fer n'offre rien de particulier.

Les affections aiguës règnent presque exclusivement, et cela ressort des conditions d'âge et de pathogénie.

Pendant l'hiver, on voit plus particulièrement sévir les maladies catarrhales, bronchiques et pulmonaires, les coryzas, les diverses inflammations des voies respiratoires, les courbatures, les rhumatismes.

Le printemps ramène, avec une augmentation sensible de malades, les angines, les fièvres éruptives et dermatoses diverses, les embarras gastriques, les congestions cérébrales, etc.

A l'été et à l'automne sont plus particulièrement dévolues les maladies intestinales, gastro-entérites, diarrhées, dyssenteries, lesquelles affectent parfois la forme épidémique.

C'est alors que le chiffre des malades atteint en général son *maximum*, pour décroître dès que la température se radoucit.

Comme causes générales, il y a lieu d'invoquer ici l'abus des boissons froides et de fruits qui ne sont pas de bonne qualité, l'action d'aliments excitants dont on est porté à faire usage pour surexciter les voies digestives débilitées par la chaleur et les sueurs excessives.

Les maladies classées sous la rubrique de *courbatures et fièvres continues éphémères* occupent le rang le plus élevé (128.43 par 1,000), chiffre supérieur à celui que nous avons précédemment attribué aux lésions traumatiques proprement dites.

Ce résultat est expliqué par la composition du personnel, ne renfermant en général que des hommes jeunes ou dans la force de l'âge, et qui ne sont incorporés, ainsi que je l'ai déjà dit, qu'après une visite médicale qui est un point d'arrêt pour plusieurs.

Ce sont donc des sujets placés dans d'excellentes conditions. Aussi les coups d'air, les refroidissements ne déterminent pas ordinairement de congestions sur les organes respiratoires ou sur les plèvres. Ces causes si fréquentes chez des hommes employés à des fonctions multiples et souvent pénibles, n'amènent en général que des effets passagers, qui se jugent par des sueurs critiques. Nos agents le savent parfaitement; aussi c'est un fait traditionnel chez eux, que, lorsqu'on est pris de malaise ou de frisson, il faut se mettre au lit et faire en sorte de provoquer, par des infusions chaudes et par l'action de couvertures suffisantes, une sueur salutaire et critique.

Sous l'influence de cette diaphorèse, l'état fébrile diminue d'intensité, pour disparaître lorsque son action s'est ainsi épuisée. Il est très-fréquent de voir dans ces cas l'*herpès labial* coïncider avec la terminaison de cette affection purement éphémère.

Les *fièvres continues graves* ou à *forme typhoïde* ont sévi dans une proportion moyenne de 5.05 par 1,000 malades. Ce chiffre, qui n'est pas très-élevé, tient sans doute à ce fait, que l'âge auquel sont en général admis les agents dépasse l'époque de l'éclosion ordinaire de cette maladie. Beaucoup d'entre eux rentrent à une période voisine de la trentaine, après avoir passé par les épreuves et les fatigues de la vie militaire, et souvent après avoir subi l'atteinte de cette maladie.

L'été a semblé exercer une influence sur le développement de cette affection, qui n'a jusqu'à présent revêtu, en aucun point du réseau, la forme épidémique.

Les développements que nous avons déjà donnés aux fièvres intermittentes, dans notre aperçu des conditions sanitaires du réseau, ne doivent nous les faire mentionner ici que d'une manière tout à fait brève.

Nous avons déjà noté la décroissance qu'a subie ce genre nosologique, en attribuant cet heureux résultat à des influences positives, et cependant la proportion moyenne pour les quatre années est encore de 91.36 par 1,000 malades, à raison des chiffres élevés des deux premières. L'année 1862 n'a donné que 62.81 par 1,000.

L'élément pernicieux qui, en 1859, offrait, comme représentation de son influence, 6.87 par 1,000, s'est abaissé, en 1862, à 1.80 par 1,000, pour donner, comme proportion moyenne des quatre années, 3.77 par 1,000.

Ces résultats, corroborés par la diminution correspondante de la consommation du sulfate de quinine inscrite sur nos mémoires pharmaceutiques, sont extrêmement encourageants. Ils ne peuvent encore manquer de s'améliorer, et sont la juste récompense des travaux et des sacrifices que l'État et la Compagnie ont su s'imposer pour marcher de concert à l'assainissement de vastes contrées autrefois si insalubres.

Les *érysipèles* n'offrent pas un total très-élevé, 5.70 par 1,000, et cependant les causes externes semblent devoir agir avec une certaine intensité chez quelques agents du service actif soumis à une insolation longue et soutenue.

Ce résultat prouve que cette maladie obéit plutôt, dans son étiologie, à certaines causes constitutionnelles inhérentes au sujet ou à des influences épidémiques qui ne se sont point présentées, cette affection ayant toujours été sporadique. L'érysipèle de la face a été le plus fréquent ; cependant quelques lésions traumatiques, plus particulièrement des doigts, se sont compliquées de traînées érysipélateuses et lymphatiques. Notons comme résultats les plus saillants, 1° un érysipèle périodique et qui n'a jamais dépassé l'oreille externe ; 2° un vaste érysipèle ambulant dont nous avons déjà parlé à propos des brûlures ; 3° enfin, deux érysipèles phlegmoneux de l'avant-bras et de la main, l'un consécutif à une lésion traumatique, l'autre, au contraire, spontané et paraissant s'être développé à la suite d'une douleur rhumatismale primitivement fixée sur le coude droit.

Les affections *éruptives, rougeoles et scarlatines,* ne présentent qu'une proportion de 1.71 par 1,000, résultat évidemment peu élevé, et qui a sa raison d'être dans l'âge de nos agents. La fréquence aurait été bien différente si les observations avaient porté sur des sujets plus jeunes et surtout chez des enfants, eu égard aux diverses épidémies que nous avons eu à observer, ou qui nous ont été plus spécialement signalées dans certains points de la ligne.

La *variole,* dans les trois premières années, n'a pas frappé 1 individu sur 1,000 ; en 1862, la proportion s'est élevée, puisqu'elle a donné 1.91 par 1,000 individus.

L'épidémie qui s'est développée à Bordeaux, et qui a pris même naissance dans les quartiers avoisinant la gare Saint-Jean, explique seule cette augmentation.

Cette épidémie, qui a sévi concurremment sur plusieurs départements limitrophes de la Gironde, et dont la marche a été tracée avec tant de soin et de talent par M. le Dr Ch. Dubreuilh, médecin vaccinateur, n'a pas étendu ses ravages bien au delà, en ce qui concerne les localités habitées par nos agents. Quelques cas se sont présentés. Perpignan a paru, peu de temps après, atteint par le fléau. Un de nos employés y a succombé à une variole confluente.

Nous devons signaler les mesures préventives qui furent employées à cette époque avec une grande vigueur. La nécessité des revaccinations, et surtout des vaccinations que certains agents inférieurs négligeaient de faire pratiquer sur leurs enfants, fut portée à la connaissance de tout le personnel, à l'aide d'une circulaire distribuée sur toute la ligne. En même temps, MM. les médecins du réseau recevaient l'instruction formelle d'user de toute leur influence pour propager le virus vaccin.

Peut-être ces sages mesures n'ont-elles pas été étrangères à l'immunité dont a joui la presque totalité des stations du réseau. Nous sommes d'autant plus autorisé à conclure de la sorte, qu'une partie de notre personnel est ambulant, et pouvait ainsi, plusieurs fois par mois, porter avec lui des germes d'infection variolique.

Sous le titre de *dermatoses*, sont comprises dans notre nomenclature des affections d'ordres divers : éruptions anormales, ortiées, et les maladies de la peau.

Ces dernières se sont généralement présentées sous la forme de manifestations bénignes, et les cas les plus rebelles ont été modifiés par l'usage des bains sulfureux naturels, rendu facile par suite de la grande quantité d'établissements thermaux auxquels aboutit le réseau du Midi.

Les *angines* sont assez fréquentes (38.83 par 1,000). Elles se développent assez souvent chez les agents du service actif qui sont les plus exposés à l'action du vent et de la pluie. Les hommes d'équipe, et surtout les chefs de train et les serre-freins, ainsi que certains agents de la voie, en sont plus particulièment affectés.

Mais le plus ordinairement ces maladies ont pris naissance sous l'influence de l'état saburral des premières voies et de certaines conditions épidémiques.

L'élément couenneux a été observé dans une proportion de 4.09 sur 1,000 malades ; mais, dans les affections de cette nature ont été rangées de simples angines diphthéritiques purement locales, facilement modifiées par les agents caustiques, et n'offrant pas cette action profonde que montrent certains cas plus graves.

La preuve de ce fait est qu'aucun décès n'a été observé, alors que, chez les enfants des agents, plusieurs cas ont été suivis de mort.

L'*embarras gastrique* se montre souvent à l'observation des médecins de la Compagnie (77.80 par 1,000).

On l'observe plus particulièrement à l'époque du printemps, où on le voit coïncider avec les affections qui sont ses compagnes habituelles : les angines et les diverses éruptions, les érysipèles.

La *gastralgie* s'est présentée sous ses diverses formes. Elle est presque exclusivement le lot des employés sédentaires, et plus particulièrement des agents de bureau. L'usage des alcooliques, et surtout de l'absinthe, que certains sujets emploient en raison directe de la paresse de leurs voies digestives, m'a semblé avoir une action positive sur le développement et la marche de cette affection.

Les maladies aiguës des voies digestives forment une large part des affections internes que présentent les employés.

Les *diarrhées* ont donné la proportion de 54.37 par 1,000, et les *dyssenteries* celle de 16.92 par 1,000.

Cette fréquence des phlegmasies intestinales chez nos employés s'explique par quelques particularités souvent inhérentes au genre de vie qui leur est imposé par leurs fonctions, ou bien par l'action des chaleurs estivales qui, chaque année, amènent une recrudescence marquée de symptômes vers cet appareil.

Parmi les causes les plus actives des troubles digestifs à cette époque, nous devons signaler la funeste habitude qu'ont les divers agents du service actif de boire outre mesure de l'eau froide. Il ne se passe pas d'été que les rapports de MM. les médecins ne présentent des cas de coliques graves, de vomissements, de véritables choléras sporadiques, qui reconnaissent pour cause la funeste habitude que je viens de signaler.

Les prescriptions les plus catégoriques, les injonctions les plus pressantes ne peuvent triompher de l'entêtement de certains sujets auxquels des instructions positives signalent pourtant le danger. La Compagnie, joignant cependant les actes au précepte, a, chaque année, le soin de faire distribuer une boisson tonique ou de l'eau vineuse aux divers agents de ses ateliers et aux escouades occupées à la pose et à l'entretien de sa voie, ainsi qu'aux équipes de ses gares.

Les dyssenteries, plus communes en automne, doivent être plus particulièrement attribuées alors à la consommation immodérée des fruits, principalement lorsqu'ils ne sont pas parvenus à la maturité. L'influence épidémique se fait sentir quelquefois, mais aucune manifestation importante ou grave ne m'a été signalée sous ce dernier rapport.

Les affections dépendant de l'altération ou de l'inflammation de la séreuse péritonéale sont rares (2.28 par 1,000), et encore convient-il de ranger dans cette catégorie plusieurs cas de péritonites dues à une cause traumatique.

Le système hépatique a été affecté dans la proportion de 5.94 par 1,000 malades.

Les maladies qu'il a présentées ont été, pour la plupart, aiguës. L'*ictère* simple en a été la manifestation la plus ordinaire, et a coïncidé alors avec des irritations gastro-intestinales.

Mais on a observé également quelques cas de véritables hépatites, principalement chroniques, d'engorgements du foie. Pour triompher de ces derniers, il est même devenu nécessaire de faire prendre les eaux de Vichy à la source. Un cas de dégénérescence hépatique s'est terminé par la mort.

Les *hémorrhoïdes*, plus fréquentes que ces dernières (7.59 par 1,000), s'observent plus particulièrement dans le personnel sédentaire. Quelques agents du service actif en sont cependant affectés, sous l'influence des fatigues et de l'échauffement de la route.

Cette affection a toujours été contenue dans des limites ordinaires, et attaquée avec succès par les moyens usuels. Je n'ai observé et on ne m'a signalé aucun cas d'hémorrhagie grave par cette voie, de dégénérescence, en un mot, de complications qui aient nécessité l'intervention de la chirurgie.

Les maladies des voies respiratoires sont fréquentes, à l'exclusion, toutefois, de certains employés du service actif, sur le compte desquels nous aurons à nous expliquer plus tard. Des influences épidémiques (*grippe*), qui ont sévi dans plusieurs points, n'ont pas peu contribué à grossir le chiffre de ces malades.

La *pneumonie* et la *pleurésie* sont relativement rares, eu égard au total qu'ont atteint les affections des bronches et à celui du personnel.

Les laryngites et bronchites se sont présentées dans la proportion de 94.54 par 1,000. Les pneumonies et pleurésies n'ont offert que celle de 9.44 par 1,000.

La phthisie a frappé 5.42 individus par 1,000, proportion qui ne s'applique pas d'une manière stricte à la présence des tubercules pulmonaires, mais comprend un certain nombre de cas douteux confondus sous l'appellation de bronchites chroniques.

Les phlegmasies du parenchyme pulmonaire se sont offertes, dans la grande majorité des cas, sous la forme franchement inflammatoire, comme cela devait être chez des sujets jeunes et bien constitués. Dans certains points du réseau, et à raison des influences palustres qui y sont endémiques, ces maladies revêtent quelquefois une forme larvée et insidieuse à laquelle les praticiens de ces contrées ne se méprennent pas, et dans le traitement de laquelle le quinquina doit jouer le principal, sinon l'unique rôle.

Nous devons constater, et ces idées concordent parfaitement avec celles qui forment la base de notre thérapeutique dans la pneumonie, qu'il y a une véritable réaction contre la saignée. Cette opération est appliquée d'une manière modérée, et fort souvent remplacée par la méthode *rasorienne*.

Cette dernière pratique, qui tend de jour en jour à se généraliser, ainsi que me le prouvent mes fréquents rapports avec MM. les médecins de la Compagnie du Midi, a le très-grand avantage, à mon sens, d'abréger de beaucoup les convalescences.

Sous ce point de vue, comme sous bien d'autres encore, nous devons reconnaître que la thérapeutique a bien changé depuis vingt ans. Cette révolution s'explique par la physionomie si différente des maladies, ainsi que par les modifications qu'ont subies les constitutions médicales. C'est maintenant le caractère catarrhal et nerveux qui domine d'une manière toute particulière, ainsi que les principes qui indiquent une altération du sang.

La preuve de ce dernier fait se trouve dans la présence si fréquente des affections couenneuses, lesquelles sévissent quelquefois avec tant d'activité, ainsi que dans l'apparition plus répétée
de ces anthrax malins que des observations récentes ont démontré
se lier si intimement à des altérations profondes de l'organisme.

Je crois que c'est là qu'il faut rechercher la cause de cette
réaction contre la saignée et contre les idées de l'école physiologique. Le médecin saigne moins maintenant, parce que, pour
lui, les maladies inflammatoires ont, dans une foule de circonstances, perdu de leur caractère essentiellement phlegmasique, et
que des éléments nouveaux viennent bien des fois compliquer le
problème. On saigne moins, parce que les déplétions sanguines
ont l'immense inconvénient d'éterniser les convalescences, principalement lorsqu'elles sont associées à cette diète malfaisante et
irrationnelle que certains esprits, véritables *bornes médicales*,
persistent à prescrire en vertu d'idées profondément surannées.

Le médecin saigne maintenant d'une manière judicieuse, et
soutient, à l'aide de toniques parmi lesquels le bouillon, des
aliments sagement administrés tiennent le premier rang, les malades affectés de certaines phlegmasies des organes respiratoires
ou de lésions traumatiques amenant de vastes suppurations. En
procédant ainsi, on prévient dans ce dernier cas, la résorption
purulente, comme on s'oppose, après les maladies aiguës,
aux phlegmasies diphthéritiques et secondaires qui viennent
enlever les malades au milieu des convalescences difficiles.

Les affections du *cœur* et des *vaisseaux* sévissent dans une
proportion peu élevée (6.59 par 1,000).

Les altérations profondes de cet organe ou de ses annexes
constituent l'exception. On en a cependant observé quelques cas
dans la partie la plus âgée du personnel. Deux se sont terminés
par la mort.

La majorité des faits observés se rapporte à de simples pal-
pitations dues aux troubles de l'innervation, dont on triomphe
à l'aide de quelques antispasmodiques et des sédatifs du centre
circulatoire.

Le système artériel des membres n'a offert aucune lésion. L'a-
névrysme spontané n'a été observé nulle part.

Les altérations diverses du sang et états anémiques se présentent quelquefois comme conséquence de la *cachexie intermit-tente*, rarement de la *diathèse cancéreuse* dont nous n'avons eu que 2 cas.

Pour se rendre compte de la proportion que cette classe de maladies occupe dans notre statistique, il convient de considérer que nous comptons un certain nombre de femmes employées comme garde-barrières, receveuses, préposées à la salubrité.

Les manifestations *scrofuleuses* sont rares. Elles n'ont affecté que 2.06 par 1,000, et ont plus spécialement porté sur le système ganglionnaire, et rarement sur le système osseux.

Les conditions d'âge et de recrutement du personnel expliquent ce résultat.

Les *affections* de l'*axe cérébro-spinal* ne sont pas communes chez nos employés.

Elles se sont montrées plus fréquemment sous la forme aiguë (6.59 par 1,000) que sous la forme chronique (2.87 par 1,000).

Le symptôme le plus fréquemment observé a été la forme congestive et cérébrale. L'hémorrhagie s'est rarement présentée (5 fois). Dans un cas elle a été rapidement mortelle.

Le ramollissement cérébral a été noté deux fois.

L'aliénation mentale a frappé 11 individus que nous pouvons classer de la manière suivante, eu égard à l'emploi qu'ils occupaient :

    2 hommes d'équipe ;
    1 surveillant de nuit ;
    3 ouvriers des ateliers ;
    2 ouvriers de la voie ;
    2 employés de bureau ;
    1 chef de train.

Les maladies de la moelle n'ont été observées que sous la forme traumatique. On nous a signalé un cas de contusion suivi de paraplégie, ainsi qu'une commotion du même organe.

Quelques cas d'*épilepsie* ont été notés, mais ces agents ont été rapidement rayés des cadres du personnel.

Les affections dites *rhumatismales* se présentent souvent à l'ob-

servation, principalement sous la forme musculaire ou névralgique, qui figure dans nos statistiques pour une proportion de
61.91 par 1,000.

Le rhumatisme articulaire proprement dit est plus rare (17.27
par 1,000).

Les causes de ces manifestations fréquentes du principe rhu-
matismal sont multiples parmi les agents du service actif, ainsi
que nous aurons à l'examiner plus tard.

Le traitement de ces affections a chez nous un adjuvant puis-
sant sur le compte duquel je suis en mesure de m'expliquer, après
examen ou connaissance d'une grande quantité de faits.

La sollicitude dont les agents sont l'objet pendant leurs maladies, et l'accès facile fourni par le réseau du Midi sur les divers
établissements thermaux, font user de cette précieuse ressource
thérapeutique.

Les divers envois qui ont lieu sur certificat détaillé du médecin
traitant sont nécessairement influencés par les localités. C'est
ainsi que les eaux thermales des Pyrénées, de la Haute-Garonne
et de l'Ariége reçoivent chaque année quelques malades. Celles
du département de l'Hérault, de l'Aude, si riche en minéralisa-
tion, des Pyrénées-Orientales, sont également mises à contribu-
tion par quelques-uns des médecins de la Compagnie; mais la
station vraiment pratique, et qui reçoit réellement la majorité
de nos rhumatisants, est celle de Dax.

Les boues de cette localité sont douées d'une efficacité incontestable.

J'ai eu occasion de voir une grande partie des nombreux malades que la Compagnie dirige chaque année sur ces thermes. Je
reçois pour ceux qui ne peuvent, à raison de leur éloignement,
être soumis à mon examen, un double certificat du médecin traitant, l'un exposant l'état du malade avant l'envoi, ainsi que les
indications qui ont déterminé ce confrère à prescrire telle ou telle
station thermale, l'autre donnant la description de l'état obtenu.
Je suis donc parfaitement en mesure d'émettre à cet égard une
opinion basée sur une grande quantité de faits.

L'effet des boues de Dax est incontestable et se fait très-
rapidement sentir. Une guérison prompte, ou tout au moins un
soulagement notable, sont la conséquence ordinaire de leur
emploi.

Leur spécificité, si je puis m'exprimer ainsi, m'a semblé plutôt établie à l'égard du rhumatisme articulaire, que de la forme purement musculaire et névralgique. Du reste, leur efficacité s'étend à d'autres lésions articulaires chroniques, telles que ostéites, tumeurs blanches, raideurs articulaires, arthrites chroniques, conséquences diverses de traumatisme, luxations non réduites, etc. Les raideurs des membres consécutives à de grandes suppurations et les affections purement musculaires sont également attaquées avec quelque succès dans certaines circonstances.

Tout doit concourir, du reste, avec leur efficacité, à rendre populaire l'action des eaux de Dax. La vie facile, la salubrité du site doivent tendre, pour peu qu'on donne à l'aménagement thermal un peu de commodité et de confortable, à en faire une des stations les plus fréquentées, non point par ceux qui recherchent la vie brillante et luxueuse qu'on mène dans certains établissements des Pyrénées, mais par les malades qui veulent uniquement guérir, et guérir promptement.

Tout porte à penser que ce moment n'est pas éloigné. Divers projets sont à l'étude et témoignent de la sollicitude qui s'est éveillée à cet égard, ainsi que de la confiance qu'on a en l'efficacité de ces thermes.

§ III.

Coup-d'œil sur les divers emplois que comporte l'exploitation d'une compagnie de chemin de fer, eu égard à leur pathologie.

On est tout d'abord tenté de se demander si les chemins de fer exercent une action sur la santé des agents qu'ils emploient, et si cette industrie toute moderne a déterminé quelque maladie spéciale chez telle ou telle catégorie d'employés.

Un pareil problème est complexe, car les compagnies comptent, dans leur nombreux personnel, des fonctions diverses. Il se décompose donc dans l'examen de chacune d'elles.

De grandes divisions existent dans leur organisation, et offrent, dans le service des employés qui la composent, des différences tranchées et qu'on peut tout d'abord saisir, alors même qu'on n'est pas initié aux détails qu'elle comporte.

Il y a d'abord le *mouvement*, qui comprend tout le personnel des gares, ainsi que les agents ambulants des trains ;

La *voie*, qui a trait aux détails de l'entretien matériel de la ligne ferrée, ainsi qu'à sa surveillance ;

Enfin, la division du *matériel et de la traction*, qui renferme tout ce qui est relatif aux machines, comme direction, c'est-à-dire les mécaniciens et chauffeurs, et ce qui concerne leur réparation, leur construction, ainsi que celles des voitures et wagons.

Chacune de ces trois divisions, fonctionnant d'après un mécanisme qui lui est propre, comprend un certain nombre d'employés de bureaux qui constituent ce que nous appelons le service sédentaire, lequel offre des conditions qu'on retrouve dans la plupart des administrations.

Nous allons successivement passer en revue les diverses divisions de cette nomenclature, en faisant saillir autant que possible les traits les plus caractéristiques de tel ou tel emploi.

1° MOUVEMENT.

Cette division renferme diverses catégories. Il y a d'abord les employés que je qualifierai du titre d'employés ambulants, c'est-à-dire voyageant avec les trains, et qui sont : les chefs de train, serre-freins, hommes d'équipe des trains, contrôleurs de billets; puis d'autres qui, quoique liés au service actif, sont cependant essentiellement sédentaires, tels que chefs de gare et de station, hommes d'équipe, aiguilleurs, facteurs, surveillants.

A. Les chefs de train sont chargés de la police et de la partie administrative du train. Ils remplissent à peu près le rôle des anciens conducteurs de messageries, et sont, comme eux, chargés, seulement sur une bien plus large échelle, du classement et de la remise des divers colis. Leur place est dans le fourgon à bagages.

Le caractère distinctif des chefs de train, ainsi que des serre-freins, est la modification bienfaisante qu'ils ressentent du travail au grand air. Ces agents se rapprochent le plus des mécaniciens, comme vie extérieure. Aussi participent-ils, à un moindre degré toutefois, des conditions spéciales que nous noterons plus tard chez ces derniers.

Leurs affections médicales les plus communes sont les bronchites, les courbatures, les angines, les otites, les otalgies, et les ophthalmies.

Quant à leurs maladies chirurgicales, elles consistent le plus ordinairement en lésions des extrémités supérieures, en contusions, efforts musculaires. Leur stationnement dans le fourgon à bagages rend leur position critique dans les déraillements et, en général, dans les accidents des chemins de fer, les colis qui les entourent pouvant, dans ce cas, se transformer en autant de corps contondants graves. Sous ce rapport, et quoique théoriquement cela paraisse un paradoxe, ils sont plus exposés que les machinistes.

B. Le serre-frein se tient dans la vigie. Il serre le frein lorsqu'il en reçoit le signal, et a pour mission, dans les arrêts, d'ouvrir et de fermer les portières, en annonçant chaque station. Cette circonstance l'oblige à une circulation assez active, lorsqu'il faut accomplir ces divers actes pendant un arrêt d'une minute, et qu'il m'a paru intéressant de préciser.

La composition moyenne des trains, étant de dix voitures mesurant chacune huit mètres d'un tampon à l'autre, donne comme longueur totale du convoi 80 mètres, que le serre-frein est obligé de parcourir deux fois. C'est donc 160 mètres de marche à chaque arrêt.

De Bordeaux à Cette, le train omnibus qui dessert toutes les stations s'arrête soixante-treize fois, ce qui porte à 11 kilomètres 680 mètres le trajet à pied parcouru par ces agents dans cette circonstance.

Les conditions étiologiques que présentent les serre-freins se rapprochent beaucoup de celles que nous avons notées chez les chefs de train. Ils sont sujets aux mêmes affections internes, et, comme ces derniers, sont les premiers à souffrir des accidents fortuits qui peuvent se présenter.

On les recrute, en majeure partie, parmi les soldats libérés du service, circonstance qu'on cherche à généraliser. L'habitude des manœuvres et de la discipline militaire, enfin la souplesse et l'agilité que certains corps de notre armée possèdent à un si haut degré, sont des qualités précieuses qu'on ne saurait assez rechercher. L'excellente tenue et le port militaire que possèdent en général ces agents, témoignent de la vérité de ces assertions.

D. Les hommes d'équipe des trains, comme leur nom l'indique, ont pour mission de distribuer les colis et bagages pendant le trajet. Ils participent, pour leurs maladies, de celles que nous avons signalées chez les serre-freins, à l'égard desquels ils constituent un état subalterne.

D. Les contrôleurs de billets présentent ce caractère distinctif dans la Compagnie du Midi, qu'ils exercent toujours leurs fonctions pendant la marche du train.

Cette circonstance donne à leur emploi un caractère de danger qu'il ne faut cependant pas s'exagérer. Les accidents ont été rares, et aucun de ces agents n'a succombé. Dans deux circonstances, des contrôleurs étant tombés de trains en marche ont éprouvé des contusions sans fractures et sans conséquences fâcheuses.

Un troisième agent de cette catégorie a contracté une fracture de l'humérus par le choc d'un poteau télégraphique ; et enfin un quatrième a été obligé de cesser son service à la suite d'une contusion déterminée par une chute. Je crois que chez cet agent la cause traumatique n'a pas été la seule, et que certaines conditions morales ont contribué pour beaucoup à sa retraite.

E. Les hommes d'équipe, facteurs, surveillants des gares, constituent le service sédentaire et actif du mouvement.

Leurs conditions sont à peu près les mêmes, à part cependant les hommes d'équipe plus spécialement exposés aux causes traumatiques.

Ce sont ces derniers qui présentent la plus forte proportion de contusions, d'entorses, de ruptures musculaires, et qui sont les plus exposés aux coups de tampon dans les manœuvres de gare. De plus, leur contact perpétuel avec ces dernières fait que c'est chez eux qu'on rencontre le plus d'accidents graves fortuits, d'écrasements.

Les maladies aiguës internes sévissent également en grande partie chez ces agents, exposés à des courants d'air, à la pluie, après avoir exécuté un travail qui a déterminé quelquefois une abondante sueur.

On note également chez eux une forte proportion de diarrhées, de coliques, pendant l'été principalement.

F. Les chefs de gare et de station sont, pour la plupart, astreints à un travail de surveillance, et supportent une grande responsabilité, puisqu'ils ont pour mission de donner le signal du départ et de lancer les trains.

Ces employés ne présentent pas de maladies spéciales. Ils subissent tout naturellement l'influence climatérique ou nosologique de la contrée qu'ils habitent.

En théorie, l'hypochondrie, les affections nerveuses sembleraient devoir plus particulièrement faire des victimes chez eux, lorsqu'ils sont placés dans une localité peu importante et dans un pays triste. L'expérience n'est point venue confirmer cette prévision, et je ne sache pas qu'un seul des chefs de station ait présenté ces symptômes. Aucun n'a offert de signes d'aliénation mentale. On doit faire entrer ici en ligne de compte la condition à peu près générale qui leur est faite d'être mariés. Rien plus que la famille, en effet, n'est propre à bannir l'influence dépressive de la nostalgie ou de l'ennui.

G. Les aiguilleurs sont astreints à un service qui exige leur constante présence sur la voie. La responsabilité de ces agents est grande.

Il ont plus particulièrement à souffrir pendant l'été à cause de l'insuffisance de leur abri. Ils peuvent plutôt, dans leur guérite, se protéger contre le froid et les intempéries atmosphériques.

2° EMPLOYÉS DE LA VOIE.

Le service actif de la voie se compose des chefs de section, conducteurs, cantonniers de divers grades, garde-barrières.

A. Les chefs de section, et, au-dessous d'eux, les conducteurs de la voie, sont chargés, sous l'autorité des ingénieurs, de la surveillance et de l'entretien de la voie ferrée.

Ces agents, qui occupent un certain rang hiérarchique, ne présentent rien à noter. Ils sont astreints, par la nature de leurs fonctions, à une vie active, montent souvent sur les machines.

B. Cantonniers, garde-barrières. Ces employés sont occupés à l'entretien et à la surveillance de la voie ferrée.

Comme affections internes, on rencontre chez eux la plupart de celles qui sévissent sous l'influence des causes climatériques et des intempéries atmosphériques auxquelles ils sont plus particulièrement exposés, telles que bronchites, pneumonies, courbatures, angines, diarrhées, etc.

Comme particularité qui leur est propre, ces agents subissent plus spécialement l'impression du miasme paludéen. Moins que les autres, en effet, ils peuvent s'en préserver, obligés qu'ils sont de vaquer à leurs fonctions à toute heure du jour et quelquefois de la nuit. Cette dernière particularité s'applique plus spécialement aux garde-barrières, qui sont quelquefois obligés de séjourner longtemps sur la voie aux moments où cette influence se fait plus particulièrement sentir.

Les lésions traumatiques sont assez communément observées chez les cantonniers. Efforts musculaires, hernies, entorses, contusions et plaies, telles sont celles qui doivent plus particulièrement leur être attribuées.

Les plaies des orteils et du pied sont plus communes chez eux que dans toute autre portion du service.

C'est dans cette catégorie d'agents que l'on rencontre, ainsi que chez les hommes d'équipe des gares, la plus forte proportion de morts violentes ou par accidents. La nature de leurs fonctions, le contact perpétuel avec le danger, tout en les exposant davantage, les rend quelquefois imprudents et leur fait négliger les sages préceptes de conservation, qu'on ne cesse cependant de leur rappeler.

3° EMPLOYÉS DIVERS DE BUREAUX.

Sous cette appellation générale, nous confondrons les diverses catégories d'employés sédentaires et occupés à des travaux d'écriture, quelle que soit du reste la spécialité à laquelle ils appar-

tiennent, commis aux recettes, au contrôle, au service commercial, et dans les bureaux centraux. La similitude des conditions
au milieu desquelles ils vivent ne doit, en effet, en faire pour
nous qu'une seule et même classe.

Le point saillant de la pathologie de ces employés est d'abord
l'absence de lésions traumatiques et une proportion importante
d'affections nerveuses.

Les dyspepsies et les diverses formes de la gastralgie, les hémorrhoïdes, les embarras gastriques, les tendances à la congestion
cérébrale; chez quelques-uns, des symptômes nerveux variés, hy-
pochondriaques : telles sont les maladies qu'on a le plus l'occasion
d'observer chez eux.

Ces états pathologiques sont, en effet, inséparables de leur
manière de vivre. ·

Le travail que fournit l'agent des bureaux du Midi s'effectue
en une seule séance, qui commence à dix heures du matin et finit
à cinq heures et demie de l'après-midi. Quelques-uns même, par
suite de charges de famille, demandent à un travail étranger et
supplémentaire des ressources plus étendues, et augmentent
ainsi, par le fait, les conditions antihygiéniques inhérentes à
tous les emplois sédentaires.

Nous ne cessons, pour notre part, de recommander à ces agents
une hygiène destinée à combattre les conséquences de la vie de
bureau. Ne pas, par exemple, choisir leur résidence dans un point
de la ville trop rapproché, afin d'amener par là un exercice musculaire suffisant et obligatoire; se lever assez tôt pour mettre
l'estomac dans des conditions favorables à la digestion du premier repas, qui doit être léger. Par contre, éviter les veilles;
multiplier, autant que faire se peut, l'exercice pendant la soirée;
fuir le séjour des cafés et des estaminets, dans lesquels on ne
respire qu'un air vicié par diverses causes.

4° MATÉRIEL ET TRACTION.

Matériel.

Le service du matériel occupe constamment un grand nombre
d'ouvriers d'ordres divers. La construction et surtout la réparation des machines, des voitures et wagons, est, en effet, une
œuvre complexe.

Ces ouvriers sont, en général, groupés dans les grands centres où sont établis des dépôts de machines. La très-grande majorité travaille à Bordeaux, où existent de vastes ateliers qui sont fort curieux à visiter, parce qu'ils donnent une idée de tous les détails que comporte seulement le matériel roulant des chemins de fer.

Les emplois sont multiples; ils se rapportent à deux ateliers spéciaux : 1° celui de la réparation et de la construction des machines, travaillant sur les métaux; 2° celui de la carrosserie, comprenant les ouvriers sur bois, la sellerie, la peinture.

Je n'ai pas l'intention d'entrer dans un examen approfondi de ces diverses professions, que, pour le moment, je ne veux considérer que sous un point de vue tout à fait général.

La population des ateliers de la Compagnie du Midi présente les caractères communs aux grandes réunions d'ouvriers, régis par des institutions puissantes, c'est-à-dire que les conditions sont meilleures que celles de l'ouvrier travaillant chez un patron. Elle est mieux garantie : contre les éventualités de la maladie, par l'institution d'une caisse de prévoyance qui étend ses effets bienfaisants jusqu'aux membres de sa famille; contre les dangers du chômage, beaucoup moins fréquent que dans les ateliers particuliers. Ajoutons à cela que l'air, l'espace, en un mot toutes les conditions hygiéniques sont bien mieux ménagées. Sous ce dernier rapport, comme sous bien d'autres, la Compagnie du Midi peut dire qu'elle n'a rien à envier à ses aînées.

Traction.

Cette fraction si importante du service actif comprend les chefs et sous-chefs de dépôts, mécaniciens et chauffeurs.

Les chefs et sous-chefs de dépôts sont des employés supérieurs dont les fonctions sont en général sédentaires et purement administratives, et ne deviennent actives que lorsqu'ils veulent exercer quelque tournée d'inspection ou de surveillance. Les sous-chefs de dépôts sont en général d'anciens mécaniciens de première classe.

Nous comprendrons sous l'appellation générale de *machinistes* les mécaniciens et chauffeurs qui, sauf quelques exceptions spéciales, se trouvent dans des conditions à peu près identiques.

Le mécanicien, hiérarchiquement supérieur au chauffeur, a l'importante mission de conduire la machine, d'en régler et d'en surveiller la marche ; il a pour servant le chauffeur, qui est chargé de l'alimentation de son foyer, fonctions plus pénibles matériellement, mais passives, et qui n'ont point la gravité de celles du mécanicien. Il y a deux ordres de chauffeurs : ceux qui ne seront jamais que tels, c'est-à-dire hommes de peine, n'ayant pas de connaissances nécessaires pour conduire, et ceux pour lesquels l'état de chauffeur n'est que transitoire et constitue une sorte de degré pour des fonctions supérieures. Le premier est, en général, marié ; le second, garçon et plus jeune.

Cet aperçu démontre que le chauffeur, et je fais ici plus particulièrement allusion au chauffeur manœuvre, est dans des conditions moins favorables que le mécanicien. En effet, soumis exactement aux mêmes causes de maladies, aux mêmes intempéries, il est moins rétribué, ce qui lui permet des moyens de protection moins complets et une nourriture moins substantielle, en même temps que les autres conditions de vie et d'habitation sont moins favorables.

Le chauffeur est plus exposé aux maladies que le mécanicien.

Ces réserves une fois établies, ne nous occupons plus que des conditions communes que présentent ces agents, que nous confondrons sous le titre de machinistes.

S'il est dans l'exploitation des lignes ferrées un emploi qui modifie profondément la constitution, et qui, à ce titre, mérite au plus haut point d'attirer l'attention du physiologiste et du médecin, c'est bien celui que j'ai maintenant à définir.

Une fréquentation même peu prolongée des machines imprime à cette catégorie d'employés un cachet tout particulier. Leur peau bronzée, leur constitution robuste, les font reconnaître au premier examen. Il n'y a pas jusqu'à leurs formes brusques, leur diction brève et saccadée, qui ne viennent témoigner des conditions toutes particulières au milieu desquelles ils vivent.

Lorsque l'ajusteur des ateliers *monte* sur les machines, les phénomènes suivants se manifestent promptement. Toute la constitution se raffermit, et les saillies musculaires s'accusent fortement. Son visage, qui avait souvent contracté la teinte pâle de l'atelier, brunit et se colore. S'il a des dipositions au lymphatisme, il les voit promptement diminuer, et cela au profit de la santé générale.

Un premier fait qui frappe lorsqu'on considère l'état sanitaire des mécaniciens et des chauffeurs, c'est le peu de gravité de leurs maladies, et surtout le peu de fréquence de celles que la théorie semblerait devoir plus particulièrement leur attribuer. Les affections des organes respiratoires s'observent rarement chez ces agents et guérissent promptement. Il en est de même des amygdalytes et des parotidites, des odontalgies.

La même remarque peut être faite au sujet du rhumatisme sous ses différentes formes. Pour mon compte personnel, je n'ai souvenir que d'un seul cas de rhumatisme articulaire aigu généralisé, et compliqué d'endocardite, survenu chez un chauffeur ; et encore convient-il de noter que ce malade n'occupait que depuis peu cet emploi, et ne pouvait s'entourer de conditions suffisamment confortables, obligé qu'il était de subvenir à l'entretien d'une nombreuse famille.

Le côté faible de cette catégorie d'agents, au point de vue pathologique, et encore cela ne s'observe que durant quelques mois de l'année, consiste plus particulièrement dans l'état des voies digestives pendant l'été et l'automne. A cette époque, ils sont quelquefois atteints de diarrhées et de dyssenteries, ce qui s'explique par leur régime en général un peu excitant, et par la mauvaise habitude de boire quelquefois de l'eau pure pour étancher leur soif.

Cette immunité, ce peu de tendance à contracter des affections que la vie agitée qu'ils mènent semblerait plus particulièrement devoir leur faire incomber, est, ce me semble, susceptible d'explications.

Deux éléments importants sont, en effet, plus particulièrement influencés chez les machinistes, et il se trouve précisément que ces deux éléments physiologiques sont unis par des liens qu'on ne peut méconnaître. Ce sont : la peau, par les transitions si variées de température auxquelles leur constitution paraît s'habituer; et enfin les voies respiratoires, par les conditions toutes particulières que subit l'hématose, et qui laissent chez eux, comme traces permanentes, une ampliation plus grande de la cage thoracique, une tonalité ordinairement plus forte de la voix.

C'est, à notre avis, dans la corrélation constante des fonctions cutanées et pulmonaires que gît l'immunité des machinistes à l'égard des affections diverses des voies respiratoires.

L'homme qui vient de se livrer à un exercice violent et qui s'expose, au repos, à un courant d'air, contracte une bronchite, ou souvent une pleuro-pneumonie ; tandis que le machiniste, qui part souvent le corps baigné de sueur, a deux causes qui le préservent; ce sont : 1º l'évaporation, qui se fait rapidement; 2º ce qui a une importance plus grande, l'hématose acquiert une suractivité qui protége le poumon et qui prévient les congestions, les stases sanguines qui s'opèrent chez le cultivateur, lequel, après s'être livré à un exercice violent, le battage du blé, par exemple, commet l'imprudence de s'arrêter dans un endroit frais.

Le mécanicien, quoique sur la machine et dans une position de repos relative, fonctionne, quant à ses poumons, comme un homme qui agit, et qui agit suffisamment pour empêcher toute répercussion pulmonaire.

Ce n'est du reste pas seulement au point de vue des affections aiguës de l'appareil respiratoire, que l'immunité que nous signalons se fait remarquer chez les machinistes.

Les bronchites chroniques, et la phthisie pulmonaire surtout, sont principalement inconnues chez ces employés, et, depuis l'ouverture des lignes du Midi, on n'a réformé qu'un seul agent, — c'était un chauffeur, — pour une phlegmasie chronique des organes respiratoires, et encore on a prétendu que cette maladie avait précédé son entrée en fonctions.

Comme conséquences pratiques des diverses assertions qui précèdent, on a vu au contraire très-souvent certains sujets, qui s'enrhumaient antérieurement avec facilité, gagner, à l'usage des machines, cette immunité remarquable.

Ces idées sont maintenant admises. Elles ont reçu plusieurs fois la sanction de l'expérience.

Je crois aussi à l'influence prophylactique de la profession de mécanicien, mais je ne vais pas jusqu'à la proposer comme traitement de la phthisie. J'estime, au contraire, qu'un sujet qui aurait des lésions pulmonaires bien déterminées, ne pourrait supporter cette épreuve. Mais, s'il est seulement faible de poitrine, comme on le dit dans le monde, s'il est catarrhal, s'enrhume facilement les hivers, et guérit péniblement de cette maladie, elle sera toute à son avantage.

Soumis, dans ce dernier cas, à une suractivité que nous pouvons, à juste titre, nommer *gymnastique respiratoire*, tous les organes se raffermissent; et de même que la *gymnastique musculaire* prévient, comme cela est maintenant hors de doute, les manifestations du lymphatisme ainsi que certaines dispositions diathésiques, de même ce surcroît d'action physiologique imposé au système respiratoire agira, à notre sens, comme tonique et pouvant enrayer les manifestations de la diathèse tuberculeuse.

Si nous voulions chercher un rapprochement, nous le trouverions dans la profession du marin, qui, comme le mécanicien, reçoit une impression toute particulière du grand air et du milieu dans lequel il vit. Or, l'influence prophylactique de cet état a été déjà proclamée depuis longtemps à l'égard de la phthisie.

Un des cas les plus probants que nous puissions citer dans ce genre, se rapporte à un des plus anciens mécaniciens du dépôt de Bordeaux, de qui je tiens ces détails.

Dans sa jeunesse, cet agent avait eu de fréquentes hémoptysies, était fortement amaigri, dans un état enfin qui pouvait inspirer quelque inquiétude. Son médecin, qu'il consulta avant de prendre ses nouvelles fonctions, jugeant dans ce fait avec les idées qu'on est tenté au premier abord de se faire au sujet des conditions de santé des machinistes, le blâma fortement de cette résolution, et lui fit entrevoir le danger qu'il affrontait en s'exposant aux risques d'une profession qui ne manquerait pas de lui être funeste.

Le résultat a été bien différent de ces prévisions lugubres, et depuis lors la constitution de ce sujet, puissamment modifiée, ne s'est jamais démentie. Les hémoptysies ont complètement disparu, et depuis cette époque il ne s'est plus aperçu de la délicatesse de ses voies respiratoires.

Certains usages, qui tendent à se vulgariser chaque jour de plus en plus, prouvent que ces idées commencent à prendre droit de cité dans l'opinion. Il est admis maintenant que les jeunes gens sortant des écoles et qui prétendent à des emplois supérieurs dans les compagnies, passent successivement quelque temps dans l'exercice des fonctions subalternes qui doivent hiérarchiquement les conduire à des grades plus élevés. Cette pratique si sage démontre la vérité des idées que nous avons précédemment émises.

En effet, ces jeunes sujets appartenant à la classe aisée de la société, et qui font, à ce titre, leur noviciat comme mécaniciens, supportent parfaitement cette épreuve, et reçoivent même de ce passage temporaire une tonicité bienfaisante. Et cependant le milieu dans lequel ils avaient vécu, les précautions hygiéniques dont leur enfance et leur jeunesse avaient été entourées, semblaient de nature à rendre cette transition très-sensible.

Les machinistes ne nous ont paru présenter aucune maladie spéciale, à moins qu'on ne veuille donner ce nom à quelques cas d'orchites, à la production de quelques varices des membres inférieurs, de quelques éruptions déterminées par la chaleur, ou encore aux ophthalmies produites par la poussière et le combustible, aux brûlures.

On est tout d'abord surpris de l'absence ou tout au moins de la rareté des congestions cérébrales, des apoplexies, maladies qui frappent les hommes robustes et sanguins. Il y a cependant chez certains mécaniciens une exubérance de force et de santé qui semble devoir prédisposer à ces congestions. Peut-être faut-il chercher la cause de cette immunité dans les conditions toutes particulières de l'hématose si puissamment influencée chez ces agents.

Quant aux affections des centres nerveux, que quelques médecins ont signalées, il y a eu, je crois, erreur. Le mouvement de trépidation des machines ne m'a paru produire rien de semblable, et, dans toutes les conversations que j'ai eues avec les divers médecins qui constituent le personnel médical de la Compagnie du Midi, je n'ai jamais rien relevé qui fût afférent à la maladie dont on a voulu affliger cette catégorie d'employés. Ne serait-il pas plus logique de rattacher les quelques accidents nerveux qu'on a pu remarquer chez certains machinistes à l'abus des liqueurs alcooliques, et principalement de l'absinthe, ce breuvage fatal qui fait tant de victimes?

On a également signalé quelques exemples d'incontinence d'urine chez de vieux mécaniciens; mais ces sujets n'avaient-ils pas des gonflements prostatiques, des rétrécissements du canal de l'urèthre, des valvules du col de la vessie, en un mot, des lésions organiques des voies urinaires dont, pas plus que les autres hommes, les mécaniciens ne sont exempts, et qui peuvent parfaitement expliquer l'incontinence sans faire intervenir une maladie des centres nerveux?

Voici quels sont les résultats de mon expérience, eu égard à l'état des diverses fonctions chez les machinistes :

Vue. — Les machinistes ont tous bonne vue lorsqu'ils sont admis. La visite qu'ils subissent avant leur entrée en fonctions, porte d'une manière toute spéciale sur ce point. Si quelques sujets parvenaient à se glisser à la faveur d'un examen incomplet, ils

seraient bien vite réformés. Ce sens a une trop grande importance dans ces fonctions pour qu'il soit utile d'insister sur ce point.

La vue s'altère-t-elle par l'usage des machines? Rien de ce qui
s'est passé jusqu'à ce jour dans le Midi ne tend à prouver cette
assertion. Comme état de l'innervation ou des milieux de l'œil,
tout se maintient dans des conditions d'intégrité, et jusqu'à
présent aucune réforme n'a eu lieu pour cette cause. Nos vieux
mécaniciens ont tous excellente vue, à part la presbytie qui,
avec l'âge, les atteint comme les autres hommes.

Les yeux ont seulement à souffrir traumatiquement; quelques
ophthalmies sont observées, et certains combustibles ont paru
avoir une influence directe dans ce cas.

Odorat. — On s'est généralement accordé à reconnaître que
ce sens avait, chez le mécanicien, une subtilité remarquable.
Jamais aucun de ces employés ne s'est plaint à moi d'un changement quelconque dans l'exercice de son odorat; d'où je conclus
que, s'il y a modification, il faut qu'elle ne soit pas bien prononcée. Du reste, si ce fait existe, il serait facile de l'expliquer
par l'impression de la pituitaire puissamment influencée par les
conditions toutes particulières dans lesquelles se fait la respiration chez les machinistes en fonctions. Je trouverais, pour ce qui
me concerne, dans cette susceptibilité de l'odorat, une preuve de
plus des assertions que j'ai émises pour détruire les idées théoriques qu'on serait tenté de concevoir, de prime abord, au sujet
des machinistes.

Si, en effet, l'odorat est tellement exquis chez eux, c'est
parce que ces agents ne sont pas sujets à des coryzas fréquents
qui sont les causes ordinaires du gonflement de la pituitaire et
de l'affaiblissement des fonctions physiologiques de cette membrane.

Ouïe. — Ce sens est, ainsi que la vue, très-nécessaire au
mécanicien.

C'est une des circonstances sur lesquelles on a le plus insisté
comme conséquences de la profession. L'ouïe, d'après certains
médecins, baisse sensiblement et s'abolit chez les machinistes.
Les fréquents coups-d'air, le sifflet de la locomotive sont, a-t-on
dit, la cause de cet état fâcheux. Nous n'avons rien observé de
semblable. D'abord, les otalgies, les otites ne nous ont point paru

plus fréquentes chez le machiniste que chez les agents de la voie
et même d'autres catégories ; puis, dans le Midi , les mécaniciens
ne deviennent ni sourds, ni même durs d'oreille.

Cette circonstance est trop importante pour qu'on ne s'en fût
pas aperçu, et des réformes auraient déjà été prononcées pour
cette cause. Or, il n'en est rien. Un seul mécanicien a présenté
un peu d'affaiblissement de l'ouïe , mais l'altération de ce sens
tenait à une fièvre intermittente tierce très-rebelle, dont il avait
été affecté, et pour laquelle il avait été obligé d'absorber une
grande quantité de sulfate de quinine.

Peau. — La peau est fortement influencée chez le mécanicien.
Elle acquiert une tolérance très-grande. Ces employés supportent
très-bien le froid. Sa coloration se modifie promptement à la face.

C'est à cette disposition que doit être attribuée la rareté, chez
ces agents, des affections rhumatismales , qui a lieu de surprendre
de prime abord , mais qui est bien positive. Je n'ai observé qu'une
seule fois le rhumatisme articulaire chez un machiniste, ainsi
que j'ai déjà eu l'occasion de le dire.

L'action tonique de l'air doit être invoquée pour expliquer cette
immunité. Il exerce une action bienfaisante que l'on peut comparer, jusqu'à un certain point , à la modification opérée par l'eau
froide dans l'hydrothérapie. Pendant qu'il est sur sa machine , le
mécanicien reçoit une véritable douche d'air qui est d'autant plus
énergique que la vitesse est plus grande , la température plus
fraîche et plus piquante.

Intelligence. — Que dire maintenant de l'intelligence des machinistes, de leur caractère? Je crois qu'il y a eu, sous ce rapport encore , préoccupation de la part de certains médecins peu
familiarisés avec ces agents. L'intelligence n'est point dimi-
nuée; et si en général le mécanicien est peu communicatif,
brusque, sérieux, cela peut parfaitement s'expliquer par la nature de ses fonctions, l'attention constante qu'il doit concentrer
pendant qu'il les exerce, enfin par les risques qu'il affronte. Il
y a chez lui la résignation du soldat et la rudesse du marin.

Il n'était donc pas nécessaire de faire intervenir, pour expliquer le caractère peu gai du mécanicien , l'inspiration de certains
gaz émanant de la machine, et d'autres circonstances tout à fait
accccessoires dont l'influence peut être réfutée très-facilement.

Attribuer, comme l'a fait un médecin distingué, à l'action de l'oxyde de carbone l'*amaigrissement*, les *convulsions*, l'*affaiblissement de la faculté génératrice, de l'intelligence*, c'est d'abord consacrer une grave erreur, c'est-à-dire la production des symptômes précités chez les machinistes, alors que tous les hommes pratiques, médecins ou employés divers des compagnies proclament que ce sont, au contraire, des phénomènes inverses qu'on a occasion d'observer, et les attribuer à une cause imaginaire, parce que le machiniste ne pourrait respirer ces gaz que mélangés dans une proportion tellement forte d'air, qu'ils seraient alors sans influence.

Digestion. — Cette fonction est puissamment impressionnée. L'activité de l'hématose, la dépense de forces musculaires expliquent l'impulsion qui est donnée aux fonctions digestives.

L'appétit est donc bon, et le machiniste a besoin d'une nourriture réparatrice suffisante. C'est, du reste, là une nécessité tellement impérieuse chez ces agents, qu'on les voit rarement chercher à économiser sur cet objet.

Leur bonne santé, leur activité sont intimement liées à une nourriture animalisée et suffisamment réparatrice.

La privation serait pour eux une cause de souffrance et d'incapacité. Or, plus que certains employés, le machiniste craint le chômage, parce que, durant cet arrêt forcé, alors même qu'il touche l'intégralité de sa solde, ses intérêts souffrent par la perte de ses *économies*, c'est-à-dire de sa part dans la prime allouée aux dépôts sur la consommation de combustible.

Les machinistes et surtout les mécaniciens sont, du reste, en position de se nourrir confortablement et de se vêtir de façon à triompher de l'inclémence des éléments. Les appointements qu'ils reçoivent sont élevés, en vue précisément de l'hygiène dont ils doivent s'entourer.

Les repas sont en général pris pendant le repos, du moins par les machinistes qui conduisent les trains de voyageurs.

Ceux qui sont attachés aux trains de marchandises, dont la marche est beaucoup plus lente, emportent quelque nourriture avec eux, à raison de la plus grande durée du trajet.

Il résulte de là que les repas de ces derniers sont plus multipliés. Aussi avons-nous remarqué que les machinistes des trains de marchandises étaient, en général, plus gras que ceux des trains

de voyageurs et principalement des *express*. Cela peut tenir à
cette dernière circonstance ou à la moins grande vitesse imprimée
à leur marche. Toujours est-il que le résultat a été constaté à
Bordeaux, et que je le tiens d'hommes spéciaux. Le fait de repas
plus multipliés est hors de doute. Les arrêts sont fréquents et
prolongés, les parcours très-longs en durée. Les agents de cette
catégorie sont donc amenés nécessairement à manger sans s'é-
loigner de leur convoi; quelques-uns font même cuire leurs aliments, et s'ingénient d'une manière fort curieuse pour fabriquer
les ustensiles nécessaires à leurs préparations culinaires.

Circulation. — L'examen de cette fonction, ainsi que de la
respiration que j'aurai à considérer dans un instant, m'a amené
à quelques expériences personnelles.

Il est vraiment curieux, en effet, qu'on ait voulu tracer un
historique de ces agents, qu'on ait même eu l'intention d'écrire
des livres tout à fait spéciaux sur cette catégorie d'employés de
chemin de fer, sans expérimenter, sans se rendre compte par
soi-même des impressions qu'on ressent sur une machine lancée
à des vitesses diverses. C'était cependant la seule et unique
manière de procéder d'une façon logique et vraie. Quelques kilomètres parcourus à toute vapeur devaient, ce semble, en ap-
prendre plus que tous les interrogatoires possibles. C'est ce que
j'ai pensé; et c'est dans ce sens, et au point de vue de son contrôle, que j'ai examiné moi-même la question. Je me félicite d'a-
voir agi ainsi, parce que j'en ai retiré des convictions positives
qui me prouvent combien, en voulant écrire sans observer par
soi-même, on s'expose à l'erreur. Ces convictions valent bien le
peu de fatigue qu'on gagne à les acquérir, ainsi que les répu-
gnances d'ordres divers qu'il faut savoir faire taire. Du reste, les
agents supérieurs des chemins de fer, les ingénieurs attachés au
service de la traction et de la voie, usent souvent pour leur service
de cet élément d'exploration ; un médecin qui veut complètement
apprécier les conditions des machinistes doit donc recourir aux
mêmes sources.

La circulation s'accélère pendant la marche. Il y a entre cette
fonction et la respiration des liens trop intimes pour qu'il n'en
soit pas ainsi. Après un long trajet, les mécaniciens accusent un
état de surexcitation qui se prolonge même pendant quelque
temps après la cessation de leur service.

J'ai donc la conviction que la marche amène l'activité circulatoire, et je crois que c'est là la cause qu'il convient d'invoquer
pour expliquer la rareté des phlegmasies pulmonaires chez les
machinistes.

Il est assez difficile d'apprécier exactement cette circonstance,
parce que le mécanicien part toujours sous l'influence d'un état
qui a déjà surexcité la circulation. C'est du moins ce que j'ai
constaté dans mes expériences. Il n'accroche sa machine qu'après
un travail de préparation qui a activé cette fonction; puis, il
vient, en général, de manger depuis peu.

Mais ce qu'on peut affirmer, c'est que sa circulation, ainsi activée par ces deux causes, ne baisse pas, soutenue par l'impulsion que vient lui imprimer l'hématose. Elle se maintient d'abord
et augmente ensuite avec la longueur du trajet.

Un fait clinique qui a son importance, c'est la rareté des affections organiques ou tout au moins hypertrophiques du cœur
chez les machinistes. Dans la Compagnie du Midi, aucun cas de
réforme n'a eu lieu pour ce motif, et nul agent de ce service n'a
présenté des phénomènes de cette nature méritant d'être signalés.
Et cependant diverses causes prédisposantes ou efficientes paraîtraient devoir exercer ici une influence : alimentation abondante
et offrant souvent un caractère excitant; — vie agitée et troublée
dans diverses fonctions; — quelquefois des émotions morales
vives.

C'est encore là un exemple des démentis que la pratique se
plaît à donner aux idées théoriques.

Respiration. — Voici bien certainement la fonction la plus
puissamment et la plus directement impressionnée chez les machinistes, et de ses modifications découlent les diverses conséquences pratiques que j'ai enregistrées dans ce travail. C'est ici
le moment d'exposer quelques sensations personnelles.

Que certaines organisations impressionnables ou faibles soient
éprouvées par les premiers voyages, c'est ce qu'on comprend;
mais je soutiens que, chez l'homme placé dans des conditions
normales de physiologie et d'innervation, la pratique des locomotives n'a rien de désagréable.

Bien au contraire, et, si ce n'était la nécessité de se vêtir d'une
manière particulière et l'inconvénient de rentrer chez soi sale et
maculé de taches noirâtres, je préférerais, pour ma part, effec-

tuer sur une machine, et en temps ordinaire, les trajets n'excédant pas un certain parcours.

La première sensation qu'on éprouve lorsque la vitesse acquiert un certain degré, est celle de l'air qui arrive en abondance et qui force à faire des inspirations larges et soutenues. Mais il n'y a rien de pénible; la sensation qu'on éprouve a, au contraire, un tout autre caractère. Il faut avoir tenté cette expérience pour comprendre à quel point la respiration doit être modifiée et l'oxygénation du sang activée.

Quelquefois, a-t-on dit, l'air est tellement vif, qu'on est obligé de se retourner et d'éviter la colonne qui vient vous frapper. C'est ce que je n'ai jamais éprouvé, même au plus fort de la vitesse; je prenais plaisir à me présenter de face, et la sensation que j'ai ressentie était fort agréable. Je dois cependant reconnaître que je ne suis monté sur les machines que par un beau ciel.

En même temps que le système pulmonaire est soumis aux modifications que je viens de préciser, on a la conscience d'une véritable douche d'air qui vous enveloppe de toute part.

On éprouve également l'impression d'un abaissement de température notable, mais qui n'a rien de pénible, et qui est loin de recevoir sa véritable traduction dans les variations thermométriques.

Nous avons voulu faire, à cet égard, quelques expériences; mais les difficultés sont ici plus grandes qu'on ne pense. La chaleur du foyer de la machine et l'action des rayons solaires, qui viennent atteindre dans tel ou tel moment le lieu où on a fixé le thermomètre, sont autant de causes d'erreur.

Un médecin, qui désirait écrire un traité sur les mécaniciens, a supprimé toutes ces difficultés, et, lorsqu'il a voulu noter les variations de température auxquelles ils étaient soumis, il s'est commodément installé dans un compartiment de première placé en tête du train, et a accroché à l'extérieur un thermomètre dont il a soigneusement noté les diverses variations. Mais je suppose que cet honorable confrère n'a pas cru avoir ainsi la représentation de la température que subissent les personnes placées sur la machine; il a voulu, je le pense, n'obtenir ainsi que des résultats tout à fait approximatifs.

En résumé, activité beaucoup plus grande de la respiration, oxygénation plus prononcée du sang, et, comme corollaire, énergie plus grande imprimée à la circulation, à la digestion et aux diverses fonctions de l'économie, tels sont les résultats qu'on obtient par l'usage des machines, principalement lorsqu'il est soutenu.

Fonctions génitales. — Sur ce point encore on a formulé les propositions les plus contradictoires. Pour quelques médecins, l'affaiblissement des organes sexuels serait le lot des machinistes, et l'impuissance serait observée comme signe des perturbations nerveuses apportées par la trépidation des machines.

D'autres, au contraire, ont prétendu que ces fonctions avaient chez ces agents une plus grande activité, et on est même allé jusqu'à vouloir expliquer ce fait par la chaleur du foyer.

Je crois qu'il n'y a qu'une conséquence à tirer de ces deux assertions diamétralement opposées : c'est que, comme les autres agents, les machinistes ont un tempérament qui les porte plus ou moins vers les rapprochements sexuels, et que, sur ce point comme sur bien d'autres, ils ne présentent encore rien de particulier.

Je crois qu'ils ne sont point frappés d'impuissance. Presque tous mariés, nos machinistes sont pères, le plus souvent, de plusieurs enfants. Je les crois plutôt portés à l'acte vénérien, à raison de l'état en général robuste de leur constitution, et de l'activité plus grande que reçoivent chez eux les grandes fonctions de l'économie, et notamment la nutrition.

A l'appui des diverses assertions que j'ai eu occasion d'émettre au sujet des mécaniciens, je crois ne pouvoir mieux faire que de donner quelques renseignements que je dois à l'obligeance de M. Labroue, chef de la traction à Bordeaux, et qui sont extraits des registres de cette division. Ces renseignements sont en parfaite concordance avec les documents précis que je possède sur certains points.

Au 25 mars 1863, époque où je reçus la communication de M. Labroue, le nombre des mécaniciens du Midi était, pour tout le réseau, de 116; celui des chauffeurs, de 270.

Sur un personnel aussi nombreux, lequel, sans avoir toujours été tel, car il s'est nécessairement accru en proportion des besoins du service et de la mise en exploitation successive des diverses portions de la ligne, a cependant eu toujours une grande importance, le chiffre de la mortalité a été bien restreint.

Depuis l'ouverture, c'est-à-dire depuis 1853, on ne note que 5 cas de mort chez ces agents, dont 3 seulement par maladie spontanée, et 2 par accident.

Ces chiffres sont assez éloquents pour plaider en faveur des idées que j'ai déjà émises, à savoir, que la fréquentation des machines, loin d'exposer à des affections aiguës et graves, est, au contraire, essentiellement bienfaisante, essentiellement salubre.

Ce résultat a déjà été noté, et je tiens d'un de nos employés supérieurs, anciennement attaché à la Compagnie de la Méditerranée, que, pendant le choléra qui sévit, comme on le sait, avec tant de rigueur à Marseille, aucun des mécaniciens résidant dans cette ville ne fut atteint par le fléau, alors que des voisins et des membres de leurs familles avaient payé leur tribut à l'épidémie, dont quelques-uns avaient été victimes.

Ce fait témoignerait au plus haut point en faveur de la salubrité de ces fonctions, et démontrerait que cette dernière ne s'exerce pas seulement dans les circonstances ordinaires, mais étend même son influence à l'égard des maladies épidémiques.

Les théoriciens, en discutant le mode de propagation des épidémies, pourraient trouver, dans les modifications que subissent chez le mécanicien la peau et les muqueuses respiratoires, une explication qui serait aussi satisfaisante que bien d'autres. Pour nous, nous avons cru devoir seulement signaler ce fait.

Au point de vue des lésions physiques et chirurgicales, il y a à faire remarquer cette circonstance, que cette catégorie d'agents a donné, sous ce rapport, un résultat bien plus satisfaisant que n'importe quelle fraction du service actif. Les morts par accident ont été plus nombreuses dans celui du mouvement et de la voie.

Les lésions physiques auxquelles sont le plus sujets les machinistes sont, en général, légères : quelques ophthalmies traumatiques; quelques cas d'orchite du même ordre; des plaies siégeant aux membres supérieurs, et plus particulièrement aux doigts ; quelques brûlures peu étendues et, en général, peu profondes.

Les ouvriers des ateliers, les hommes d'équipe des gares, sont bien certainement plus exposés, et offrent des blessures qui, comme cela arrive également chez les patrons, les condamnent quelquefois à une incapacité définitive ou au sacrifice du membre blessé. Chez les mécaniciens et chauffeurs, cela est beaucoup plus rare.

Nous n'avons eu, parmi tous les machinistes du réseau, que deux cas de réforme pour lésion physique, et encore l'un d'eux se rapporte-t-il à un sujet qui a voulu, je crois, exploiter une situation intéressante. Ce fait même n'a point été définitif, puisque, d'après certains détails qui m'ont été donnés, cet homme a, plus tard, repris les mêmes fonctions dans une autre compagnie. Le second se rapporte à un mécanicien qui a subi l'amputation de la jambe pour broiement du pied produit par la chute de sa machine, accident survenu par son imprudence. C'est la seule opération qui ait été nécessitée par cette catégorie d'agents.

Dans cette même période de dix ans, un seul cas de réforme a eu lieu pour affection chronique des voies respiratoires, et encore des renseignements positifs doivent faire supposer que ce sujet était atteint, avant son entrée dans la Compagnie, des germes de la maladie qui a motivé son renvoi.

C'est plus particulièrement dans les conditions extrêmes de variations ou d'intempéries atmosphériques qu'il convient d'envisager le machiniste, afin de se faire une idée de ce qu'il a à supporter et des moyens qu'il emploie pour se préserver.

Le froid. — Je ne suis pas, je l'avoue, placé dans les meilleures conditions pour juger de l'action de cette circonstance, les diverses zones traversées par notre réseau n'offrant pas un abaissement de température semblable à celui que ces agents ont à endurer dans le Nord. Cependant, quelques points offrent des conditions spéciales par le voisinage des Pyrénées.

On peut dire que les machinistes ne sont pas, en général, très-sensibles au froid. J'ai souvent été étonné du peu de vêtements dont je les voyais recouverts pendant des températures que je supportais difficilement moi-même.

On conçoit que le froid extrême constitue pour eux une des complications les plus difficiles à supporter. Ils se garantissent assez bien le corps; mais les pieds, les mains, le visage et le cou, les genoux, sont plus particulièrement impressionnés.

Ce sont ces diverses parties qui ont le plus besoin de protection. Aussi ces agents ont-ils à cet égard une hygiène qui leur est inspirée par la nécessité. Leur casquette, fort chaude pour l'hiver, se rabat de façon à protéger les oreilles. A l'aide de cache-

nez ou mieux du capuchon de leur caban, ils assurent la protection de leur cou. Presque tous portent des caleçons de tricot et la
laine sur la peau (1).

La chaleur impressionne le machiniste d'une façon moins pénible que le froid, parce que, quelque grande que soit son intensité, il est fortement ventilé pendant la marche. Ce n'est donc
que dans les arrêts qu'on le voit réellement souffrir, principalement dans certaines localités, dans la Lande par exemple. Il n'y
a qu'à se souvenir de l'impression bienfaisante qu'on ne manque
pas de se procurer lorsque, par une température lourde et élevée,

(1) C'est plus particulièrement sous l'influence des températures très-basses
qu'il est intéressant de considérer la position des machinistes.

Je dois à l'obligeance d'un des agents supérieurs de notre Compagnie, attaché
pendant longtemps à l'exploitation des chemins de fer russes, quelques détails
qui doivent tout naturellement trouver ici leur place.

Les machinistes de ce pays, observés pendant les plus basses températures, n'ont
présenté à son observation aucun fait à noter. En Russie, comme en France,
ces agents sont exceptionnellement robustes et jouissent, en général, d'une
bonne santé. Les maladies graves ne paraissent pas les atteindre plus fréquemment que les autres agents du service actif. Ils prennent le plus grand soin de
se couvrir, d'entourer leur tête et leur cou à l'aide de fourrures épaisses.

Une circonstance importante à noter, c'est qu'on ne peut invoquer ici l'habitude et la constitution spéciale des gens du pays. Les emplois de mécaniciens et de chauffeurs ne sont pas remplis ordinairement en Russie par des in-
digènes, mais bien par des étrangers, le plus ordinairement des Allemands.

La personne à laquelle je dois ces détails n'a jamais ouï parler d'accidents
spéciaux dus à l'action du froid, alors que dans les rues de Pétersbourg on voit
les laquais et cochers des grands seigneurs, obligés de passer plusieurs heures à
attendre leurs maîtres, en soirées ou dans les spectacles, être très-fortement in-
commodés et présenter quelquefois des accidents sérieux, malgré l'usage des ré-
chauds et des brasiers.

C'est là une nouvelle preuve pour moi de l'activité plus grande de l'hématose
chez le mécanicien en marche. C'est ce qui assure ici son immunité, alors que
l'homme arrêté dans les rues a plus à souffrir de ce froid extrême. C'est cette
activité de l'hématose qui manquait à nos malheureux soldats qui ont trouvé la
mort à la suite d'un véritable sommeil léthargique dans les neiges de la Russie,
après l'avoir impunément bravée sur le champ de bataille. Epuisés par les fatigues, les privations, l'absence de sommeil, ils se laissaient gagner par l'influence délétère du froid extrême, alors que les machinistes russes, bien
nourris, bien couverts, et soutenus par des excitants suffisants, traversent, sans
accident, des conditions encore plus dures, comme température, à raison du
déplacement de l'air. Notons cependant ce fait qu'en Russie les trains ont une
moindre vitesse que chez nous ; leurs *express-trains* ne marchent pas au-dessus
de 40 kilomètres à l'heure, alors que chez nous ils atteignent 60 kilomètres.

on a le soin de se ventiler à l'aide d'un grand éventail, ou lorsqu'une brise inattendue vient subitement à s'élever, pour comprendre combien le mécanicien est, pendant l'été, dans une position
différente, en marche ou au repos, et combien les températures
les plus élevées doivent peu le fatiguer dans le premier cas.

L'impression la plus pénible qu'il accuse alors, est celle de l'é-
chauffement de la plante de ses pieds par le plancher métallique
sur lequel elle repose.

La pluie est plus spécialement désagréable lorsqu'elle s'accompagne de vent.

C'est aux vêtements imperméables qu'il faut recourir. Ils pro-
tègent assez bien le corps, mais les membres inférieurs sont plus
difficiles à garantir. L'humidité des pieds est spécialement à
craindre. Généralement le mécanicien supporte assez bien la
pluie, alors même qu'elle est abondante, pourvu qu'elle né soit
pas de longue durée. C'est la persistance qui le fatigue davantage,
surtout lorsqu'elle s'accompagne de vent.

Le vent est encore une cause de souffrance pour le mécanicien.

Il en est plus particulièrement incommodé lorsqu'il le reçoit
en face, et lorsqu'à raison de sa violence il soulève des tourbillons
de poussière qui fatiguent ses yeux et les affectent de corps
étrangers.

Les brouillards compliquent enfin la position des machinistes
pour plusieurs motifs.

D'abord, en rendant moins évidents les divers signaux, ils sont
une cause de préoccupation, puis ils fatiguent leurs poumons, les
oppressent principalement dans les parcours rapides.

Les trombes, les coups de vent, la neige et *la grêle* sont pour
le machiniste autant de complications, contre lesquelles il n'a pas
de moyen protecteur complet, et qu'il supporte avec d'autant
plus de facilité qu'il est plus expérimenté.

Pour nous résumer à l'égard des machinistes, nous pouvons, je
crois, poser les idées générales qui vont suivre, et qui me paraissent ressortir des considérations auxquelles nous venons de nous
livrer.

Ces agents, qui, en théorie, semblent soumis à des causes de maladie multiples, surtout sous forme aiguë, ne donnent pas, à beaucoup près, les résultats qu'on serait tenté de pressentir. Leur proportion nosologique n'est pas plus élevée que celle de certains agents du service actif, et leurs maladies se font remarquer par le peu de gravité qu'elles offrent en général, en même temps que par la mortalité très-restreinte qui leur correspond. Nous pouvons affirmer qu'il n'est aucun des services qui ait été aussi favorisé sous ce rapport que celui de la traction.

Ce qui frappe ensuite l'observateur impartial, c'est précisément la rareté et le peu de gravité des maladies des voies respiratoires.

C'est là un fait capital qui a vivement attiré mon attention, et sur lequel j'ai aussi souvent que possible cherché à m'éclairer par des interrogatoires adressés fréquemment, soit à ces agents, soit aux divers chefs qui les dirigent. Je crois en avoir présenté une explication très-soutenable en faisant intervenir à cet égard l'état particulier du poumon chez le machiniste en marche.

La seconde circonstance qui frappe, c'est l'embonpoint et la constitution robuste qu'acquiert, en général, le mécanicien.

Ces divers phénomènes m'ont paru être la conséquence directe de la suractivité des principales fonctions de l'économie, et surtout de la nutrition.

Je trouve une nouvelle preuve de l'explication que j'avance dans la contre-partie, c'est-à-dire dans la décroissance rapide qui se manifeste lorsqu'une cause quelconque vient commander le repos ou tout au moins l'éloignement des machines. Ces hommes si forts, si robustes, maigrissent et s'étiolent plus vite que les autres agents, lorsque l'action de l'air et des autres excitants vient à leur faire défaut.

Nous croyons avoir démontré que les machinistes ne sont sujets à aucune affection spéciale. A notre sens, les symptômes qu'on a observés dans quelques circonstances sont plutôt la conséquence de causes indépendantes de l'action des machines. Il faut, en effet, faire la part de l'*alcoolisme*, très-rare chez les machinistes du Midi, et auquel ceux de pays plus froids que le nôtre doivent plutôt être enclins.

A-t-on, par des investigations patientes, par une connaissance suivie du personnel, acquis la certitude de la sobriété des machi-

nistes qu'on voyait atteints de symptômes nerveux? C'est ce dont
il est permis de douter lorsqu'on considère que ces idées dè maladies cérébro-rachidiennes ont été principalement avancées par
des médecins qui ne sont pas attachés à des compagnies de chemin de fer, et qui ont observé les machinistes avec l'intention
d'écrire sur ces agents, c'est-à-dire avec des idées préconçues.

Dans la Compagnie du Midi, qui compte des mécaniciens qui
servent depuis dix, quinze ans, parce qu'ils étaient auparavant
attachés à celle de La Teste, rien n'est venu militer en faveur de
l'existence de maladies spéciales nerveuses. Nous avons cependant eu un sujet qui aurait pu être pris comme type d'accidents
nerveux, mais ce mécanicien était adonné aux boissons alcooliques. Il poussait si loin cette funeste passion, qu'il était arrivé à ce point de porter constamment sur lui un flacon d'eau-
de-vie qu'il avait le soin de déposer sous son traversin, afin
de boire pendant la nuit. Cet homme, affecté du *delirium
tremens*, a été congédié.

On s'est beaucoup exagéré cette influence de la trépidation
des machines, à laquelle on a voulu rattacher ces prétendus accidents nerveux. Si elle fatigue, en effet, une personne inexpérimentée, on finit par s'y habituer, et par en atténuer singulièrement les effets. Le machiniste ne se tient pas, en effet, raide et
inflexible sur sa machine, de façon à ressentir comme contre-
coup les cahots que peut lui imprimer la locomotive; mais, par
une action musculaire combinée avec la marche de cette dernière,
il les élude et en annihile beaucoup les résultats. Il se passe ici
quelque chose d'analogue à ce qu'on observe dans l'équitation.

Qu'on oblige une personne inexpérimentée à faire une course
forcée sur un cheval même à allure très-douce, et une violente
courbature se fera sentir, toutes les articulations seront endolo-
ries; tandis que le bon cavalier atténuera, par l'habitude, les effets d'un trot dur et saccadé.

Y a-t-il donc une si grande différence entre les effets du rou-
lement d'une locomotive sur des rails polis, et le passage d'une
voiture, surtout lorsqu'il a lieu sur le pavé?.

Or, les conducteurs d'omnibus ont une fonction qui offre une
grande analogie avec celle des machinistes, et je ne sache pas qu'on
ait signalé, chez les premiers, d'autres accidents nerveux que
ceux que les liqueurs fortes ont pu entraîner; et cependant certains médecins sont allés jusqu'à prétendre qu'au bout de douze

à quinze ans on était obligé de réformer les mécaniciens ou de leur donner une position sédentaire.

L'origine des chemins du Midi ne compte pas encore une date assez ancienne pour nous permettre de donner à cet égard des résultats absolument positifs; cependant on peut y observer des mécaniciens qui conduisent depuis douze et quinze ans, sans qu'on se soit aperçu de quelque défaillance de leur part.

Il ne faut point, du reste, s'étonner de les voir faiblir après l'âge de 50 ans : c'est la loi générale de tout homme de peine parvenu à cette période de la vie. Ce résultat s'observe chez tous les ouvriers.

Puis, un élément nouveau vient s'ajouter. La vie des machinistes est nécessairement une vie agitée par les diverses exigences de leur service. Leur sommeil est souvent interrompu, il est surtout profondément modifié dans l'époque à laquelle ils peuvent s'y livrer. Les heures de repas participent de la même irrégularité.

On comprend donc que, pour supporter ces diverses conditions désavantageuses, en même temps que les fatigues de la profession, il faut des hommes jeunes, et qu'au déclin de l'âge mûr certains sujets présentent telle ou telle condition qui les en éloigne. Ces résultats s'expliquaient parfaitement sans en faire une condition inhérente à la profession et dépendant de la nature de l'emploi, et sans conclure que les mécaniciens vieillissent et s'usent promptement. Il fallait simplement dire que cette profession exige des conditions d'intégrité fonctionnelle et sanitaire que bien des hommes ne présentent pas au delà d'une certaine limite. L'usage des machines n'avait absolument rien à faire en cette occurrence.

Après ces diverses considérations relatives aux professions et aux emplois que les compagnies de chemin de fer utilisent, il nous a paru intéressant de rechercher comment les maladies qui ont été observées pendant les quatre années dont nous rendons compte se répartissent, eu égard à la position des agents.

Sur 1,000 malades observés, les divers emplois fournissent les proportions suivantes :

CATÉGORIES D'AGENTS	1859	1860	1861	1862	MOYENNE des 4 années
Bureaux, services centraux.........	75,10	85,73	94,69	80,08	83,47
Employés des stations.................	90,67	101,65	95.42	108,99	99,06
Employés des trains...................	60,95	53,28	51,99	48,09	53,69
Aiguilleurs.............................	51,65	51,65	48,21	59,63	52,85
Équipes du mouvement...............	148,29	127,76	152,52	145,00	143,73
Machinistes	84,61	76,24	88,31	95,44	86,35
Ouvriers d'art et de dépôt	207,32	198,85	179,85	179,43	191,51
Voie, entretien et surveillance.....	179,11	205,76	175,96	168 31	181,75
Canal, id. id............	12,84	12,30	7,78	12,29	11,34
Femmes employées	89,46	86,78	105,87	102,74	96,25
Totaux..............	1,000	1,000	1,000	1,000	1,000

Mais ce tableau, qui a son importance, ne suffit pas pour apprécier la fréquence plus ou moins grande des maladies dans telle ou telle catégorie ; afin de parvenir à un résultat qui ait quelque intérêt, il faut avoir égard à la quantité plus ou moins grande d'individus que renferme chaque grande division du personnel.

Cet élément est difficile à se procurer, à raison du nombre variable de certains agents et de la proportion toujours croissante de certains autres ; car, dans ces quatre années, le réseau s'est accru d'une manière notable. Ce travail, fait avec le plus grand soin, en s'aidant des documents divers contenus dans les archives du bureau du personnel, nous permet d'établir la nomenclature suivante.

Les emplois qui ont fourni la plus forte proportion de malades sont en tête.

1º Équipes du mouvement, comprenant les hommes d'équipe des gares de marchandises et de voyageurs, les facteurs et garçons de service ;

2º Le service de la traction, chefs et sous-chefs de dépôt, mécaniciens, chauffeurs, graisseurs ;

3º Les employés des trains, comprenant les chefs de train, serre-freins, et hommes d'équipe des trains ;

4º Matériel, ou ouvriers des ateliers de machines et de la carrosserie ;

5° Employés des stations (chefs de gare et de station, rece-
veurs);

6° Aiguilleurs;

7° Employés divers des bureaux et des services centraux;

8° Femmes employées;

9° Voie (cantonniers, garde-barrières, ouvriers de la voie);

10° Canal latéral à la Garonne (éclusiers, barragistes, rece-
veurs).

Cette classification, qui, dans plusieurs de ses éléments, porte
elle-même son explication, a cependant besoin d'être suivie de
quelques considérations, parce que, au premier abord, certain
de ses articles pourrait paraître en opposition avec quelques idées
que j'ai émises dans le courant de ce travail. Quelques mots vont
dissiper les contradictions qu'on pourrait noter.

Il ne faut pas perdre de vue que le médecin, dans les compagnies, remplit une double mission : il soigne les malades, et est
le moyen réglementaire d'obtenir une exemption de service. Ses
rapports notent tous les agents malades, quel que soit le degré
de l'affection.

Il ne faut donc pas être surpris si les proportions que fournissent presque tous les travaux qui ont été entrepris avec les mêmes
éléments que celui-ci sont plus élevées que celles que donnent des
statistiques d'ensemble portant sur toute la population, et si certaines professions actives présentent un total élevé alors que les
maladies ne sont pas graves.

Personne ne sera étonné de voir en tête le personnel actif des
grandes gares de voyageurs et de marchandises, véritables
hommes de peine, dont quelques-uns sont soumis à un travail
de nuit, et qui sont exposés à des lésions traumatiques d'ordres
divers.

La traction occupe le deuxième rang; mais c'est ici que nous
devons faire quelques réserves. Nous nous sommes longuement
étendu sur les conditions de force physique des machinistes et
sur la salubrité de leurs fonctions. C'est là un fait sur lequel nous
sommes entièrement d'accord avec tous ceux qui ont observé ces
agents, et qui est, du reste, surabondamment prouvé par la
mortalité si minime que nous avons enregistrée à l'égard de cette
catégorie d'employés, ainsi que par le peu de réformes qu'elle
nécessite. Mais, avec toutes ces conditions, nous pouvons parfaitement les maintenir au rang que nous leur avons assigné, et qui

est bien positif, car il résulte de documents officiels que, pour une période de vingt mois, du 1ᵉʳ janvier 1862 au 31 août 1863, nous avons eu 345 mécaniciens qui se sont fait porter malades ; les chauffeurs ont réclamé l'exemption 785 fois. En tout, 1,130 malades pour un personnel de 386 individus.

Ces dernières considérations n'infirment en aucune façon des propositions qui peuvent paraître de prime abord contradictoires.

Quoique salubres, en effet, les fonctions de machinistes sont pénibles. Elles exigent une intégrité parfaite de toutes les fonctions. On conçoit donc que le mécanicien qui se sent courbaturé, ou même seulement très-fatigué par un service prolongé, se fasse exempter un ou deux jours, ce qui ne peut avoir lieu sans qu'on note son absence, et sans qu'il ait, pour régulariser sa position, recours au médecin de la Compagnie de son ressort, qui me le signale.

Dans mon esprit, donc, et quoique venant au deuxième rang et après les hommes d'équipe, les machinistes doivent être bien autrement classés comme salubrité. Il convient donc, tout en leur donnant le rang que leur impose ici la rigueur des chiffres, de faire les réserves qui leur sont applicables.

Les employés des bureaux ne sont peut-être pas exactement à leur place en occupant le nᵒ 7, parce que plusieurs de ces agents ont leur médecin, et ne s'adressent à ceux de la Compagnie que pour régulariser leur position, lorsqu'il y a absence. Cette circonstance peut expliquer comment ces employés figurent moins souvent sur les états de MM. les médecins que ceux du service actif.

Les huitième et neuvième catégories comprennent : 1ᵒ les femmes employées; 2ᵒ les agents de la voie, qui se trouvent ainsi occuper le dernier rang, c'est-à-dire présenter proportionnellement le plus petit nombre de malades.

Ce résultat est d'autant plus important, qu'il est en tout point conforme à celui qui a été noté par M. le Dr Galard, médecin en chef de la Compagnie d'Orléans. Dans un travail inséré dans l'*Union médicale* du 21 mai 1862, ce médecin reconnaît, en effet, que, dans la Compagnie dont le service médical lui est confié, les divers agents occupés aux travaux de la voie sont les moins sujets aux maladies.

M. Galard, tout en enregistrant ce fait, observe que cette pro-

portion moindre des maladies en général cesse lorsqu'on veut
avoir égard à une affection spéciale, la fièvre intermittente. Ainsi,
dans la Compagnie d'Orléans, comme dans le Midi, et ainsi que
je l'avais moi-même consigné dans le cours de ce travail et avant
d'avoir connaissance de celui de M. Galard, les agents de la voie
sont plus exposés, et j'en ai donné l'explication, au miasme paludéen.

Il est intéressant de rapprocher ici le fait des femmes employées, qui occupent le rang immédiatement supérieur aux
agents de la voie.

La majorité d'entre elles est attachée à ce dernier service
comme garde-barrières; les autres occupent des postes sédentaires (receveuses, préposées à la salubrité).

Il est donc tout à fait naturel que cette catégorie d'employées
soit classée à côté des agents de la voie, puisque la majorité
remplit des fonctions identiques; et enfin que les maladies soient
plus fréquentes chez elles que chez les hommes, la résistance étant
moins grande que chez ces derniers, et une cause assez fréquente
d'incapacité augmentant leur nosologie : je veux parler des accouchements.

M. le Dr Devilliers, médecin en chef de la Compagnie de Lyon,
a également constaté la proportion moins grande des maladies,
au point de vue absolu, chez les agents constituant le service de
la voie. Ils occupent, en effet, le dernier rang dans sa classification générale.

Le dernier article de la nôtre comprend les divers agents du
canal latéral à la Garonne. Je doute qu'ils soient exactement à
leur véritable place. Les documents que je possède sur ces employés sont moins rigoureux que pour le reste du personnel, parce
que mes rapports avec MM. les médecins sont beaucoup moins
fréquents, et que, la direction des canaux résidant à Toulouse, il
m'est moins facile de me procurer les divers documents qui peuvent m'être nécessaires.

Tout ce que je puis dire, c'est que les affections que présente
cette catégorie d'employés sont presque entièrement médicales.
Ils offrent fort peu de lésions traumatiques. Les fièvres intermittentes les atteignent assez fréquemment.

§ IV.

Mortalité.

Au début de l'exploitation des chemins de fer, on dut concevoir des craintes sur les chances de mortalité du personnel qui devait y être attaché.

En dehors des blessures graves et même des quelques cas de mort immédiate que cette industrie devait nécessairement entraîner, il y avait, en effet, des emplois nouveaux dont les conditions hygiéniques ne pouvaient rigoureusement être appréciées *à priori*, et enfin la situation, relativement peu favorable, dans laquelle devait se trouver la fraction du personnel obligée par son service à résider dans les points insalubres traversés par les diverses lignes. On avait donc, au début, à redouter une forte mortalité parmi les employés.

On peut, aujourd'hui, répondre d'une manière positive sur ce sujet, et dissiper, par conséquent, les appréhensions qui avaient pu surgir. Nous allons, en effet, voir, par ce qui se passe dans deux autres grandes compagnies, celles de Lyon et d'Orléans, ainsi que dans celle du Midi, combien elles étaient exagérées, et combien, au contraire, les résultats sont consolants.

Nous pouvons, avant d'entrer dans les détails destinés à le prouver, avancer positivement que la mortalité des agents des compagnies de chemin de fer est moins considérable que pour le reste de la population, même en ayant la précaution de ne comparer que des choses semblables, c'est-à-dire la période de cette dernière qui est en rapport avec l'âge des employés.

Afin d'éviter une objection fondée, il convient de ne point prendre pour terme de comparaison la mortalité générale, nécessairement plus élevée, à raison des périodes extrêmes de la vie, la vieillesse et l'enfance, et qui, dans certaines années, même en dehors de toute épidémie, a atteint l'énorme proportion de 1 décès pour 40,90, et l'a même dépassée.

Il faut, au contraire, ainsi que l'a fort judicieusement fait M. Galard, restreindre la comparaison aux limites que ne dépassent que très-rarement les agents des compagnies, c'est-à-dire de 20 à 55 ans.

Le nombre des décès fournis par les compagnies de chemin de fer est bien moins élevé que le chiffre du relevé fait au bureau des longitudes, même sur les personnes placées dans les limites que nous venons d'assigner.

M. Galard a pris trois années de la mortalité consignée au bureau des longitudes pour la ville de Paris, dans la limite de 20 à 55 ans, et il les a comparées avec celle que lui a fournie le personnel de la Compagnie d'Orléans. Le parallèle est tout entier en faveur de cette dernière, puisque la moyenne des décès observée sur quatre années a été de 5.37 sur 1,000 individus, alors que celle du bureau des longitudes a atteint le chiffre de 19.33 sur 1,000.

La mortalité qu'accuse M. Devilliers, médecin principal de la Compagnie de Lyon, est plus élevée; elle a offert une proportion de 1 décès sur 115 employés.

De notre côté, nous pouvons fournir le résultat de la Compagnie du Midi, en faisant porter nos calculs sur les quatre années 1859, 1860, 1861 et 1862, qui ont plus particulièrement servi de base à ce travail. Nous pouvons garantir l'exactitude rigoureuse de nos résultats. Le chiffre du personnel est celui qui figure sur les états que la Compagnie fournit au ministère. Nous en avons seulement distrait le personnel féminin occupant un emploi dans l'exploitation, afin de ne point changer les termes de comparaison avec les deux autres Compagnies. Le nombre des décès est établi de la manière la plus scrupuleuse; nous y avons même fait figurer deux de nos confrères que le service médical a eu la douleur de perdre.

Nous allons, du reste, avant de présenter la moyenne, indiquer les divers éléments qui nous ont servi à l'établir.

ANNÉE	NOMBRE des agents ou ouvriers	NOMBRE DES DÉCÈS	PROPORTION PAR 1,000
1859	5,065	21	4,14
1860	5,400	35	6,48
1861	6,006	27	4,49
1862	6,119	31	5,06

La moyenne de ces quatre années a donc été de 5.04 décès sur

1,000 employés, proportion inférieure à celle qui ressort des chiffres de M. Galard (1) pour la Compagnie d'Orléans, et qui est de 5.37 pour 1,000, résultat déjà si favorable lorsqu'on le compare à la moyenne des décès relevée par ce médecin au bureau des longitudes pour trois ans, laquelle est de 19.33 pour 1,000.

Un pareil résultat n'a pas besoin de commentaire. Si on a cependant égard aux conditions insalubres de certains points du réseau, et aux morts accidentelles occasionnées par l'imprudence des victimes, on ne peut s'empêcher de reconnaître que le nombre des décès ordinaires se trouve encore proportionnellement diminué.

Les excellentes conditions dont le conseil d'administration, dans sa constante sollicitude, ne cesse de faire jouir notre personnel, ont une part immense dans ce résultat. Les principales mesures que je suis heureux de signaler ici sont :

1º Une allocation supplémentaire accordée aux employés habitant dans les fractions reconnues comme insalubres ;

2º Le fonctionnement, depuis plusieurs années, d'une caisse de prévoyance ou de secours mutuels, organisée sur des bases solides, et qui assure aux agents ainsi qu'à leurs familles les soins médicaux et les médicaments, l'usage des eaux thermales, et des secours pour changement d'air, ainsi que des indemnités renouvelables aux veuves, frais d'inhumation pour eux et les membres de leurs familles, enfin un secours fixe pour les accouchements des femmes des agents placés dans les catégories les plus dignes d'intérêt par le chiffre de leurs traitements.

Cette institution philanthropique, que certaines compagnies n'ont pu fonder sur des bases solides, fonctionne régulièrement depuis plus de six ans dans le Midi et pour toute l'étendue de son

(1) Voici les chiffres de M. Galard, médecin en chef de la Compagnie d'Orléans :

	Paris : Individus de 20 à 35 ans. Mortalité pour 1,000.	Personnel de la Compagnie d'Orléans. Mortalité pour 1,000.
1858	20,6	6,1
1859	20,8	6,0
1860	16,6	4,5
1861	»	4,9

(Voir *Union médicale de Paris*, page 436, tome 14ᵉ, nouvelle série.)

réseau. Elle possède un fonds de réserve très-important, dont une partie en valeurs mobilières.

Ici encore se révèle toute la sollicitude pour la fraction hiérarchiquement inférieure du personnel. Au-dessus de 3,000 fr. d'appointements, la retenue n'est plus obligatoire, et cependant, sauf de très-minimes exceptions, tous les agents, et surtout les employés supérieurs, se soumettent volontairement à cet impôt mensuel dont ils ne profitent pas.

La Compagnie verse chaque mois une somme égale à celle des cotisations, circonstance qui contribue à la prospérité de la caisse de prévoyance.

3° Enfin, signalons le bienfait de l'institution d'un économat qui fournit les principales denrées, et jusqu'aux vêtements, à la chaussure, aux objets de literie et de lingerie, etc.

Toutes ces sages mesures ont bien certainement une influence majeure et directe sur la mortalité si minime que je viens d'enregistrer.

CONCLUSIONS.

Arrivé au terme de ce travail, je crois pouvoir le résumer dans les conclusions suivantes :

1° Les compagnies de chemin de fer ne présentent que quelques emplois pouvant être considérés comme spéciaux. Ce sont : 1° ceux qui se rapportent à la circulation des trains (chefs de train, serre-freins, aiguilleurs et contrôleurs de route); 2° ceux qui ont trait à l'entretien ou à la surveillance de la voie (canton-niers, garde-barrières); 3° enfin et principalement, ceux que nous avons attribués à la traction (mécaniciens et chauffeurs).

Tous les autres emplois rentrent dans des catégories d'ouvriers connues avant leur exploitation.

2° Les chemins de fer n'ont amené aucune maladie spéciale, même chez les agents qui semblaient, par la nature de leurs fonctions, devoir en être plus particulièrement affectés. Les quelques symptômes nerveux que certains médecins ont assignés aux machinistes sont contestés par plusieurs hommes compé-tents, et peuvent, du reste, parfaitement s'expliquer par d'autres causes.

3° Les machinistes (mécaniciens et chauffeurs) offrent des con-ditions de salubrité exceptionnelles, et constituent la fraction du personnel la plus intéressante à considérer au point de vue mé-dical et physiologique.

4° Les conditions sanitaires d'un pays sont puissamment modi-fiées par la création d'un chemin de fer, de même qu'au triple point de vue commercial, agricole et industriel. Les landes nous offrent une des preuves les plus frappantes de cette assertion, et la transformation si rapide de ces contrées comptera parmi les bienfaits réalisés en si peu de temps par l'activité et la sollicitude du Gouvernement et de la Compagnie.

5° La mortalité est peu considérable chez les employés et ou-vriers des chemins de fer. Elle est de beaucoup inférieure aux ré-sultats que donnent les statistiques générales.

Le chiffre des décès survenus parmi le personnel de la Compa-gnie du Midi, pendant une période déterminée, est inférieur à celui qu'ont fourni, pour le même laps de temps, deux autres grandes compagnies.

6° Cet heureux résultat est, sans contredit, la conséquence de la sollicitude paternelle dont est entouré notre personnel. Qu'il me soit également permis d'attribuer la part qu'il mérite au corps médical de tout le réseau, dont, plus que personne, je puis apprécier le zèle et le dévouement.

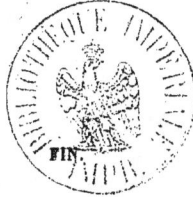

FIN

Rapport, pour 1,000, existant entre chaque genre de maladie
et le nombre total de malades soignés.

GENRES DE MALADIES	1859	1860	1861	1862	MOYENNE des 4 années
1° Plaies et contusions	117,38	128,70	122,31	124,14	122,93
2° Phlegmons et abcès	49,73	44,85	48,43	47,66	47,76
3° Brûlures	9,60	7,26	6,89	9,64	8,41
4° Fractures	3,23	2,81	3,11	1,59	2,68
5° Luxations et entorses	12,94	11,01	13,44	12,29	12,45
6° Hernies	2,53	4,45	2,00	3,71	3,15
7° Varices et varicocèles	5,86	5,39	5,22	4,98	5,37
8° Maladies de l'appareil génito-urinaire	15,57	17,57	14,00	9,74	14,16
9° Maladies de l'appar! de la vision	32,85	40,17	39,44	43,00	38,75
10° Maladies de l'appareil auditif	6,37	9,02	5,11	5,30	6,40
11° Ostéites et arthrites chroniques	3,64	2,11	2,33	3,28	2,88
12° Courbatures, fièvres continues	100,07	135,61	142,30	138,44	128,43
13° Fièvres typhoïdes	7,88	5,39	2,33	4,34	5,05
14° Fièvres intermittentes simples	105,93	105,17	92,20	62,81	91,36
15° Fièvres intermitt. pernicieuses	6,87	3,74	2,44	1,80	3,77
16° Érysipèles	9,10	5,39	4,00	4,02	5,70
17° Rougeoles et scarlatines	1,92	2,23	1,56	1,69	1,71
18° Varioles		0,70	0,56	1,91	0,92
19° Dermatoses	30,83	36,07	34,88	24,36	31,38
20° Angines	40,43	37,24	38,21	43,22	38,83
21° Angines couenneuses		1,87	7,78	2,86	4,09
22° Embarras gastriques	79,45	79,40	73,76	78,49	77,80
23° Gastralgies	21,63	15,22	19,33	20,02	17,57
24° Gastro-entérites		5,04	7,44	8,05	6,64
25° Diarrhées	72,57	33,26	62,99	46,18	54,37
26° Dyssenteries	20,52	13,82	23,55	9,64	16,92
27° Péritonites et ascites	4,45	2,46	1,67	0,42	2,28
28° Hémorrhoïdes	8,09	8,08	5,44	8,69	7,59
29° Maladies du foie	8,19	5,97	4,44	4,98	5,94
30° Laryngites, bronchites	82,08	94,63	81,87	119,58	94,54
31° Phthisie	7,58	4,33	3,67	5,83	5,42
32° Pneumonies, pleurésies	11,32	6,44	9,67	9,96	9,44
33° Malad. du cœur et des vaisseaux	6,06	7,14	5,44	5,30	5,97
34° Altérat. du sang, chloro-anémie	4,35	4,68	5,78	5,93	5,18
35° Scrofules	3,64	1,52	1,33	1,59	2,06
36° Maladies aiguës de l'appareil cérébro-spinal	10,51	5,74	3,89	5,83	6,59
37° Maladies chroniques de l'appareil cérébro-spinal	7,48	1,76	1,44	0,42	2,87
38° Névralgies, douleurs rhumatismales	46,90	61,48	64,87	75,20	61,91
39° Rhumatismes articulaires	23,45	17,80	8,78	18,43	17,27
40° Suites de couches	19,00	7,03	11,55	8,05	8,30
41° Maladies indéterminées		17,45	14,55	16,63	15,16
Totaux	1,000	1,000	1,000	1,000	1,000

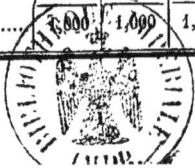

www.ingramcontent.com/pod-product-compliance
Lightning Source LLC
Chambersburg PA
CBHW070810210326
41520CB00011B/1888